Karolingische Buchmalerei

›Die großen Handschriften der Welt‹

FLORENTINE MÜTHERICH

JOACHIM E. GAEHDE

Karolingische Buchmalerei

Prestel-Verlag München

Die Übersetzung nach der Originalausgabe bei George Braziller, Inc.,
New York 1976, besorgte Brigitte Sauerländer.
Die Übersetzung der Zitate in den Nummern 12, 19 und 45
wird Bernhard Bischoff verdankt.

Herstellung Mohndruck, Gütersloh
ISBN 3 7913 0395 3

INHALT

Einführung

Der historische Begriff des Wortes ›karolingisch‹ als Bezeichnung der Regierungszeit Karls des Großen (768-814) und seiner Nachkommen deckt sich nicht mit dem der Kunstgeschichte. 768 wurde Karl König, seit 771, dem Todesjahr seines Bruders, war er Alleinherrscher im Frankenreich. Aber das erste Werk, das die Kunstgeschichte karolingisch nennt, das Godescalc-Evangelistar (Taf. 1-3), ist erst zwischen 781 und 783 entstanden. 987 starb im westlichen der beiden Teile, in die das Reich des großen Kaisers seit 870 zerfallen war, der letzte Karolinger, Ludwig V., aber die spärlichen und wenig bedeutenden künstlerischen Leistungen, die sein Land in dieser Zeit hervorbrachte, sind in den allgemeinen Begriff des ›Vorromanischen‹ eingegangen – karolingisch nennt man sie nicht. Die karolingische Kunst hat vielmehr nur an wenigen schmalen Stellen die Schwelle zum 10. Jahrhundert überschritten. Sie entstand und lebte aus der Idee der Erneuerung und Wiedergeburt des geistigen Lebens, zu der Karl der Große das Zeichen gegeben hatte und die das Gesicht des 9. Jahrhunderts bestimmte, bis sie in den Wirren und Unruhen innerer und äußerer Kämpfe unterging.

Wenn es auch Zufall sein mag, daß das erste erhaltene Werk, in dem sich dieser Geist der Erneuerung in der Kunst dokumentiert, ein Codex ist, so kommt darin doch die bedeutende historische Rolle zum Ausdruck, die gerade den Handschriften in dieser Entwicklung zukam. Denn um die neuen Ordnungen zu verwirklichen, die Karl der Große forderte, um die Aufgaben zu erfüllen, die er stellte, brauchte man Bücher – Bücher für Kirchen und Klöster, für Schulen und Bibliotheken, Bücher zum Lesen, zum Lernen und zum Beten.

In drei großen Erlassen und Manifesten legte Karl in den Jahrzehnten zwischen 769 und 800 den Grundstein zu seinem gewaltigen Werk, Kultur und Bildung in einem Lande wiederherzustellen, dem Niedergang und Verwilderung ihren Stempel aufgeprägt hatten. Karls erstes Gebot hieß: Lernen! Studium discendi, Lerneifer, wurde jedem zur Pflicht gemacht, und Einhards Bericht von dem Kaiser, der Bücher und Schreibtafeln unter seinem Kopfkissen aufbewahrte, um sich in den Stunden der Ruhe im Schreiben zu üben, ist zu einem der berühmtesten Abschnitte in der Biographie Karls geworden (Vita Caroli Magni, cap. 25, Mon. Germ. Hist. Script. rer. Germ., 1911). Jeder Geistliche hatte ein bestimmtes Maß an Wissen nachzuweisen. Für Liturgie und Gottesdienst wurden Reformen und Verbesserungen vorgeschrieben, die vor allem die würdige Feier der Messe – missarum sollempnia – sicherten. Karls Sorge galt weltlichem und geistlichem Recht, Kalender und Zeitrechnung, Geschichtsschreibung und Grammatik, sie galt den Schriften der Väter wie den Gesängen der Dichter. Er stellte jedoch nicht nur die Ziele auf, sondern schuf auch die Wege, die zu ihnen führten. Unter den Schulen, deren Einrichtung er Bischöfen und Klöstern zur Pflicht machte, war die berühmteste die an seinem Hofe, und die größte Büchersammlung war seine eigene Bibliothek, die wir heute nur noch in Teilen rekonstruieren können. Um Lücken auszufüllen oder verderbte Texte zu ersetzen, ließ Karl Bücher kommen, aus Rom, aus Monte Cassino, und er beauftragte die Gelehrten, die er um sich versammelt hatte, mit der Korrektur und Überprüfung der vorhandenen Codices. »Richtig« und »einheitlich« sollten die Texte sein, deren man sich im Frankenreiche bediente, »gut redigiert« und »mit aller Sorgfalt« ausgeführt. Immer wieder stoßen wir in den Quellen auf diese Worte, und der berühmte Vermerk »ex authentico libro«, der in so mancher karolingischen Handschrift die Zuverlässigkeit der Abschrift garantiert, findet sich nicht nur in liturgischen Handschriften, sondern auch in wissenschaftlichen Traktaten. So entstanden neue Ausgaben der Bibel, so entstanden Revisionen der Evangelien, und ein neuer karolingischer Psalter erscheint mit Zusätzen und Anhängen, die ihn für den Gebrauch von Priestern und Laien geeigneter machen sollten. Ein neues Meßbuch wurde eingeführt, ein Sakramentar, für das Karl das Muster vom Papst selbst erbeten hatte. Auch ein Homiliar entstand in Karls Auftrag, und in den sogenannten ›Libri Carolini‹ wurde die Stellungnahme der fränkischen Kirche zum byzantinischen Bilderstreit niedergelegt. Das Ergebnis einer im Jahre 809 am Hofe in Aachen zusammengerufenen Gelehrtenversammlung war ein astronomisch-komputistisches Lehrbuch mit Anweisungen für die Berechnung des Kalenders und des Ablaufs der Gestirne. Die Gesetze der germanischen Stämme wurden gesammelt, und für das kanonische Recht lieferte ein von Papst Hadrian gesandter Codex die Vorlage. Patristische und literarische Texte aller Art wurden kopiert – es ist nicht möglich, hier die Themen und Titel zu nennen. Die vielen Schreiber, die nötig waren, um alle diese Codices herzustellen, waren an den Hof berufen oder dort ausgebildet worden – eine große Schar, »turba scriptorum« nennt sie ein Gedicht Alcuins (Mon. Germ. Hist. Poet. Lat. I, S. 246).

Die wichtigsten unter allen diesen Werken aber sind jene Mustereditionen, jene ›exempla‹, die zur Verbreitung im Reiche bestimmt waren und die auch tatsächlich verbreitet wurden, wie die erhaltenen oder in Bibliothekskatalogen überlieferten Abschriften zeigen. Doch Karl schickte nicht nur Bücher, er sorgte auch dafür, daß das Beispiel des Hofes Nachahmung fand. Nicht umsonst hatte er die glänzendsten Geister seiner Zeit um sich versammelt – nun sandte er sie aus in alle Teile des Reiches: Alcuin, den Angelsachsen, nach Tours, den Westgoten Theodulf nach Orléans, den Franken Angilbert nach Centula, die Bayern Leidrad und Arn nach Lyon und Salzburg, und der Langobarde Paulinus wurde Erzbischof von Aquileja, um nur einige Namen zu nennen – Lehrer, Gelehrte, Bücherfreunde. Auch später, unter Karls Nachfolgern, kamen die großen Mäzene und Bibliophilen vom Hofe, die Bischöfe Ebo von Reims und Drogo von Metz ebenso wie die Äbte Hilduin von Saint-Denis oder Adelhard und Vivian von Tours.

Aber nicht nur der Inhalt, der Text der Codices, die am Hofe entstanden, hatte ein ›exemplum‹ zu sein. Die Geschichte der karolingischen Buchkunst lehrt, daß diese Forderung auch für die Handschriften selbst galt, ihre Anlage, ihre Schrift, ihren Schmuck. Wohl hatte es auch vor Karl dem Großen schon Ansätze zur Reform des Buchwesens gegeben, Versuche, den Verfall aufzuhalten und den Niedergang abzuwenden. Aber keinem von ihnen war ein weitreichender und dauernder Erfolg beschieden. Den besten Beweis hierfür bietet die Geschichte eines der wesentlichsten Bestandteile der Codices, der Schrift. Im Laufe des 8. Jahrhunderts lassen sich an verschiedenen Stellen Ansätze feststellen, die verwilderten Alphabete in den Schreibschulen zu reformieren. Aber sie alle bleiben lokal begrenzt und ohne allgemeine Wirkung. Erst mit Karl dem Großen kommt die entscheidende Wende. Eine neue Schrift, die karolingische Minuskel, tritt ihren Siegeszug im Reiche an.

Aus der spätantiken Gebrauchsschrift, der Kursive, entwickelt, erfüllt sie zwei Grundbedingungen, die Karl der Große bei seinem Reformenwerk stellte: Ordnung und Einheitlichkeit. Sie ist zweckmäßig und ökonomisch, und in den geschulten Händen karolingischer Schreiber bietet sie eindrucksvolle Beispiele graphischer Kunst. Die alten Majuskelschriften aber wurden auf ihre klassische Form zurückgeführt und in den Minuskel-Codices als Zierschriften zur Auszeichnung von Titeln, Überschriften und Textschlüssen benutzt, zuweilen auch noch – bei Prachthandschriften – für ganze Seiten verwandt. In dem wohlausgewogenen Wechsel der verschiedenen Schriftarten gaben die Schreiber ihren Blättern und Büchern Übersichtlichkeit und Gliederung, und im Laufe des 9. Jahrhunderts wurden Seiten hervorgebracht, die zu den Meisterwerken der Schriftkunst aller Zeiten gehören.

Der Triumph der neuen Schrift gehört zu den größten und nachhaltigsten Leistungen der karolingischen Reform. Durch die Humanisten des 15. Jahrhunderts ist sie zur Grundlage der modernen Antiqua-Alphabete geworden und bestimmt so noch heute die Seiten unserer Bücher.

Die Frage, warum Karl der Große dort erfolgreich war, wo andere scheiterten, läßt sich leicht beantworten. In dem Begleitbrief, den er der Homiliensammlung des Paulus Diakonus mit auf den Weg gab, heißt es, daß er dieses Werk, das in seinem Auftrage entstanden sei, nunmehr durch seine Autorität bekräftige (Mon. Germ. Hist. Capt. I, Nr. 30). Dieses »nostra auctoritate constabilimus« steht über der ganzen karolingischen Reform und sicherte so auch den Sieg der neuen Schrift.

Es ist daher kein Zufall, daß eine im Auftrage Karls von einem zu seinem Hofe gehörenden Schreiber geschaffene Handschrift, das Godescalc-Evangelistar (Taf. 1–3), einen entscheidenden Platz in der Geschichte der Schriftreform einnimmt, daß es aber gleichzeitig auch der erste Zeuge für den Anbruch einer neuen Epoche in der Geschichte der Buchmalerei ist. Das Godescalc-Evangelistar verkündet ein Programm, das in weiteren Handschriften, die am Hofe Karls entstanden, aufgegriffen, entwickelt und in immer glänzenderen Leistungen verwirklicht wurde. Vom Hofe aus werden die neuen Impulse an die Schulen im Reiche weitergegeben, wo sie ein vielfältiges Echo fanden (Taf. 1–7).

Das Ziel der künstlerischen Erneuerung, das am Hofe proklamiert wurde, war die Erneuerung der klassischen Kunst, unter welchen Formen auch immer man sie zu erreichen suchte. Das bedeutete die Anerkennung der dreidimensionalen Figur im Raum, die Anerkennung bestimmter organischer Zusammenhänge innerhalb der Gestalten. Um diese aber wiedergeben zu können, mußte man sich der illusionistischen Darstellungsmittel, wie sie die spätantike Malerei entwickelt hatte, bedienen. Die ornamentale Ausstattung der Handschriften übernahm dagegen Formen, die aus der insularen Kunst des Nordens stammten: die große Initialseite wie auch Einzelheiten des motivischen Vokabulars, die neben klassischen Ranken und Mustern stehen. Entscheidend ist die klare Trennung von Gestalt und Ornament, die Absage an die Umsetzung organischer Formen in anorganische, abstrakte Zusammenhänge, die für weite Bereiche des 8. Jahrhunderts kennzeichnend gewesen war.

Auf diesem Wege folgen der Hofschule jene Handschriftengruppen, die man als Träger einer ›Renaissance‹ bezeichnen kann – am Hofe selbst die Codices um das Wiener Krönungsevangeliar, dann Reims, Tours, Metz, die Hofschule Karls des Kahlen und andere kleinere und größere Gruppen. Werke wie das Wiener Evangeliar (Taf. 8-10) und der Utrecht-Psalter (Abb. I-II), der Leidener Aratus (Taf. 18-19) und das Drogosakramentar (Taf. 28-29), die Bild- und Ornamentseiten der touronischen Codices (Taf. 20-26) wie die Prachthandschriften Karls des Kahlen (Taf. 32-38) sind eindrucksvolle Zeugen einer Kunst, die über Jahrhunderte hinweg die Werte einer untergegangenen Welt zu neuem Leben erweckte.

Aber dieser Aspekt der Buchmalerei des 9. Jahrhunderts ist nicht ihr einziger. Neben den Renaissance-Schulen gibt es andere Scriptorien, die das klassische Formengut nur langsam und zögernd aufnehmen, es sogar ablehnen. Provinzschulen halten an der aus dem 8. Jahrhundert überkommenen Ornamentik fest, den Blatt- und Tierinitialen der kontinentalen Tradition, und wenn sich Bilder finden, so sind sie – von wenigen Ausnahmen abgesehen – mehr von antiquarischem als von künstlerischem Interesse. Von größerer Bedeutung sind dagegen jene Schulen, die ihre Heimat in den Klöstern nahe der nordfranzösischen Küste haben und die sich in mehr oder weniger strenger Ausschließlichkeit einer ornamentalen Kunst mit einem linearen Formengut insularer Herkunft verschreiben, mit dem sie jedoch graphische Meisterwerke wie die Zweite Bibel Karls des Kahlen (Taf. 48) hervorbringen. Bilder sind Ausnahmen in diesen Handschriften. Es ist eines der interessantesten Kapitel in der Geschichte der karolingischen Buchmalerei, den Weg der beiden gegensätzlichen Strömungen durch das 9. Jahrhundert zu verfolgen, die Renaissance-Schulen mit ihrer Bilderwelt und die Ornamentkunst der Klosterschulen, ihr Neben-, ja Gegeneinander, aber auch ihre gelegentlichen Berührungen, bei denen die abstrakte Welt dem Glanz der Bilder nicht immer widersteht.

Die karolingische Buchmalerei demonstriert daher wie kaum eine andere Kunst des frühen Mittelalters die Kontinuität von Traditionen, die zur Grundlage der abendländischen Kultur geworden sind. Aus einzigartigen historischen Bedingungen erwachsen, entwickelt sie im Laufe eines Jahrhunderts eine Vielzahl von Aspekten, die sich im Wandel der Schulen und Gruppen in den uns überlieferten Handschriften ablesen lassen.

Wenn man in diesem Lichte die Anfänge der Hofschule Karls des Großen betrachtet, so erscheint das Godescalc-Evangelistar wie ein Versuch – ein wagemutiger Versuch, wie die Mängel und die Unvollkommenheit der künstlerischen Ausführung der Bilder zeigen. Godescalc selbst war sich bewußt, ein ungewöhnliches, unerhörtes Werk geschaffen zu haben, wenn er sich in seinen Versen auch nur auf die äußere Kostbarkeit, den Purpur des Pergaments und das Gold und Silber der Schrift, bezieht (Taf. 1-3). Die nächste uns bekannte Bilderhandschrift der Schule ist mehr als ein Jahrzehnt jünger, selbst der in Gold geschriebene Psalter, den Karl als Geschenk für den Papst herstellen ließ (Wien, Nationalbibliothek, Cod. 1861), weist nur Ornamentschmuck auf. So wird der Abstand verständlich, der die späteren Handschriften der Hofschule von dem Godescalc-Evangelistar trennt. Die seit den 90er Jahren entstandenen Codices zeigen ein völlig neues Maß an Freiheit und Selbständigkeit, wobei gewiß auch andere Vorbilder eine Rolle gespielt haben, ältere Vorbilder, in denen noch der große Atem der Antike lebendig war, der nun in den gewaltigen Gestalten der Evangelistenbilder lebt. Verbunden mit der unerhörten Prachtentfaltung der prunkvollen Kanontafeln, der mächtigen Titelbilder und der monumentalen Initialseiten, werden sie in einer Handschrift wie dem Evangeliar von Soissons (Taf. 4-7) zum Ausdruck jener kaiserlichen Repräsentation, die mit dem Namen des ›style Charlemagne‹ bezeichnet worden ist.

Es ist eines der erstaunlichsten Phänomene der karolingischen Kunstgeschichte, daß gleichzeitig neben der Hofschule ein Werk wie das Wiener Krönungs-Evangeliar (Taf. 8-10) entstehen konnte, in dem ein ganz anderer Aspekt der antiken Kunst in Erscheinung tritt: das Klassische im eigentlichen Sinne. Die Auffassung des Menschen, die in den Philosophengestalten der Evangelistenbilder zum Ausdruck kommt, und die malerischen Mittel, mit denen sie verwirklicht wird, folgen Leitbildern, die aus der hellenistischen Tradition der Spätantike erwachsen sind und die ebenso in den klassischen Architekturformen der Kanontafeln wie in dem Zurücktreten des eigentlich Mittelalterlichen – der Initialornamentik – zum Ausdruck kommen. Neben die monumentale Repräsentation der Hofschule ist hier die Würde des Klassischen getreten, und diese beiden Pole sind gleichsam das Erbe, das beim Tode Karls des Großen der Generation der Söhne und Enkel zufiel.

Die Hofschule hat ihre Spuren vor allem im ostfränkischen Teil des Reiches hinterlassen, wo Fulda und Salzburg, Mainz und Lorsch über Exemplare des am Hofe geschaffenen, neuen Evangelienbuches verfügten, von denen uns zwei, die Trierer Ada-Handschrift und der Lorscher Codex Aureus, erhalten blieben, während die übrigen in ihren Nachahmungen zu erkennen sind. Im Westen war es vor allem die Hofschule des Enkels, Karls des Kahlen (840-877), die den prunkvollen Stil des Soissons-Evangeliars (Taf. 4-7) als Vorbild für die eigenen Prachthandschriften verwendete (Taf. 35-38). Die Formen des Wiener Krönungs-Evangeliars lebten am Hofe selbst bis in die Mitte des Jahrhunderts fort, als Aachen mit der Hofschule Kaiser Lothars (840-855) zum letzten Male in der karolingischen Buchmalerei eine Rolle spielte. Aber schon vorher hatte der Stil in Reims seine eigentliche Nachfolge gefunden, und von dort wurde er in neuem Gewande in alle Teile des Reiches getragen, bis in das ferne Bayern, wie eine Gruppe von Freisinger Evangeliaren aus dem dritten Viertel des Jahrhunderts beweist.

Von der Buchmalerei am Hofe Ludwigs des Frommen (814-840), der als einziger Sohn das Erbe Karls des Großen antrat, wissen wir nur wenig. Offenbar sind aber im zweiten Viertel des 9. Jahrhunderts der Hof und seine Umgebung Sammelpunkt echt humanistischer Bestrebungen gewesen, die das literarische, wissenschaftliche, aber auch das künstlerische Erbe der Antike zu bewahren und zu verbreiten strebten. Eine Reihe von hervorragenden Kopien bedeutender spätantiker Illustrationszyklen legt Zeugnis von den weitgespannten Interessen und Kenntnissen dieses Kreises ab, der in der Kaiserin Judith († 843), der Gemahlin Ludwigs, eine Förderin gefunden zu haben scheint. Schon unter Karl dem Großen war das um 810 entstandene astronomische Lehrbuch mit einem Sternbilderzyklus versehen worden, den noch die spätere Kopie, in der er uns bewahrt ist, als ein getreues Abbild seines spätantiken Originals erweist (Taf. 27). In ähnlicher Weise wird nun ein illustriertes Sammelwerk der Traktate römischer Feldmesser nachgebildet (Rom, Biblioteca Vaticana, Pal. lat. 1564), und auch die erste Wiederholung der Bilderreihen einer aus dem 5. Jahrhundert stammenden Ausgabe der Komödien des Terenz entsteht in der Umgebung des Hofes (Rom, Biblioteca Vaticana, Vat. lat. 3868). Für Lothar I. wurde aus antiken Vorlagen ein Zyklus von Monatsbildern geschaffen, der uns in einer späteren, für Lothars Bruder Ludwig den Deutschen (840-876) hergestellten Fassung überliefert ist (Rom, Biblioteca Vaticana, Reg. lat. 438). Am Hofe ist auch der berühmte Kalender aus dem Jahre 354 nachzuweisen, und dort wird auch seine karolingische Kopie entstanden sein, die samt ihrem Original verloren und nur aus Nachzeichnungen des 16. und 17. Jahrhunderts bekannt ist.

Vor allem aber sind es die antiken Sternbilder in ihrer Verbindung astronomischer und mythologischer Vorstellungen, denen das Interesse der Karolinger galt. Von den verschiedenen Rezensionen und Bearbeitungen, die das berühmteste unter den astronomischen Werken der Antike, die Phainomena des Aratos, erfahren hatte, sind uns einige auch mit den Bilderreihen überliefert, mit denen man sie in spätantiker Zeit versehen hatte. So ist uns sowohl die Aratus-Ausgabe Ciceros überliefert, die in den Briefen karolingischer Humanisten als »Tullius in Arato« erwähnt wird (London, British Library, Harley Ms. 647), als auch die berühmten Aratea des Germanicus Caesar, deren Leidener Exemplar zu den hervorragendsten Kopien gehört, die damals von einer antiken Handschrift hergestellt worden sind (Taf. 18-19). Nicht umsonst ist der Leidener Codex immer wieder nachgebildet worden: Die älteste erhaltene Kopie stammt vom Ende des 10. Jahrhunderts (Boulogne, Bibliothèque Municipale, Ms. 188), und im Jahre 1600 hat er als Illustration der ›Syntagma‹ des holländischen Humanisten Hugo Grotius gedient.

Viele dieser Bilderzyklen finden sich in Handschriften anderer Schulen wieder, weitere wurden hinzugefügt, wie die Reimser Kopie eines spätantiken Physiologus-Codex (Taf. 16) zeigt. Bei vielen der späteren Wiederholungen aber handelt es sich schon nicht mehr um Kopien im eigentlichen Sinne; nur die Ikonographie der alten Vorlagen ist gewahrt, stilistisch sind sie, wie der Reimser Terenz (Abb. III-IV), in die Formen des 9. Jahrhunderts umgesetzt.

Dies gilt indessen nicht nur für die Illustrationen klassischer Texte. Auch andere bedeutende Bilderzyklen der Spätantike sind uns in karolingischen Kopien erhalten geblieben, die allerdings außerhalb des höfischen Humanistenkreises entstanden. So überliefert die berühmte Trierer Apokalypse eine römische Vorlage des 6. Jahrhunderts (Abb. VI), und der Kampf der Tugenden und Laster, den die Bilder zur Psychomachie des spanischen Dichters Prudentius († nach 406) schilderten, erscheint in zahlreichen Wiederholungen, unter denen die der Berner Handschrift von besonderer Bedeutung ist (Abb. V). Hier sind auch – wenngleich eher als Nachahmungen denn als Kopien – die eigentümlichen Erzeugnisse karolingischer Verskunst zu nennen, die sich in den Figurengedichten des Hrabanus Maurus finden (Taf. 12), den ›carmina figurata‹ des konstantinischen Hofdichters Optatianus Porphyrius nachgebildet.

Das Zentrum der karolingischen Buchmalerei aber war in diesen beiden ersten Jahrzehnten nach dem Tode Karls des Großen nicht der Aachener Hof, sondern Reims, der Sitz Erzbischof Ebos (816-835, 840-845). Jugendgefährte Ludwigs des Frommen, war Ebo bald nach dessen Thronbesteigung Erzbischof von Reims geworden, doch seine leidenschaftliche Parteinahme für die Erhaltung des Reiches Karls des Großen trieb ihn von der Seite Ludwigs an die seines Sohnes Lothar und schließlich in die Verbannung. Ebo verdanken wir die Berufung jener Zeichner und Maler, die in der gesteigerten, expressiven Lebendigkeit ihres Stils eine neue Variante der illusionistischen Kunst antiker Prägung und zugleich eine der bedeutendsten Erscheinungen mittelalterlicher Ausdruckskunst schufen. Die Auffassung des Evangelistenbildes als Darstellung des von innerer Bewegung erfüllten Verfassers, die im Ebo-Evangeliar (Taf. 13-15) in Erscheinung tritt, ist von der machtvollen Repräsentation der Gestalten der Hofschule ebenso verschieden wie von der klassischen Ruhe der Figuren des Wiener Krönungs-Evangeliars. Der Gegensatz der klassischen Architekturformen und antikischen Genreszenen der Kanontafeln zu den abstrakten goldenen Bandgeflechten der Initialseiten offenbart wiederum die unerhörte Fähigkeit der karolingischen Kunst, verschiedenartige Elemente zu neuen Einheiten zu verbinden. Vor allem tritt uns die Verschmelzung von Antikem und Karolingischem in den kühnen Illustrationen des Utrecht-Psalters entgegen, der die Forschung vor immer neue Fragen stellt. Sein Grundproblem, das auch heute noch mit äußerster Heftigkeit umstritten wird, die Frage nach der Vorlage, wird wohl nie ganz zu beantworten sein (Abb. I-II).

Inzwischen war indessen in Tours, in dem ehrwürdigen Kloster des hl. Martin, des fränkischen Nationalheiligen, jene Schule herangereift, die zur großen Lehrmeisterin der Buchmalerei des frühen Mittelalters werden sollte. In der Zeit Alcuins (796-804) wurden die Fundamente gelegt, vor allem in den großen einbändigen Bibeln, zu denen der Auftrag Karls des Großen an Alcuin den Anstoß gab. Sie sind ohne Bilder, ebenso wie die Bibeln, die Theodulf von Orléans herstellen ließ, wenngleich aus anderen Gründen. In Tours handelt es sich um die ersten Schritte eines jungen Scriptoriums, die Bilderlosigkeit der prunkvollen Ausgaben Theodulfs aber demonstriert noch einmal die Einstellung des Verfassers der ›Libri Carolini‹, der dem Bild den Zugang in die heiligen Schriften verwehrte. Auch das Evangeliar, das in seinem Umkreis entstand, enthält nur eine Darstellung der vier Symbole (Taf. 11).

In Tours aber begann man um 830, den Handschriften auch Bilder beizugeben. Ein heute in Stuttgart aufbewahrtes Evangeliar (Württembergische Landesbibliothek, Ms. II 40) ist der erste einer langen, stetigen Reihe hervorragender Codices – Evangeliare, Sakramentare, Bibeln –, die unter den Äbten Adalhard (834–843) und Vivian (844–851) entstanden. Planvoll und konsequent wird als Illustration des Evangeliars jener feste Zyklus von Maiestas Domini- und Evangelisten-Bildern ausgebaut, der jahrhundertelang weitergewirkt hat. Gegen Ende der dreißiger Jahre werden auch die Bibeln mit Bildern ausgestattet. Zwei dieser Pandekten sind uns erhalten (Taf. 20–23), andere sind aus Fragmenten zu rekonstruieren oder aus literarischen Quellen und späteren Nachahmungen zu erschließen. Ihre gewaltigen Bildseiten, in denen die spätantike Bibelillustration wiederaufgenommen und weiterentwickelt wird, übertreffen, was ein Jahrhundert zuvor auf den britischen Inseln entstanden war, wo die angelsächsischen Maler und Schreiber zum ersten Mal im Norden wieder an die unterbrochene Tradition angeknüpft hatten.

Als unter Adalhards Nachfolger, Abt Vivian, die Schule von Tours ihren Höhepunkt erreichte, war in den Händen touronischer Maler das antike Erbe in neue klare Bildordnungen gefügt worden, die den Zielen der klassischen Kunst näher kamen als irgendeine andere karolingische Schule. Mit unvergleichlicher Folgerichtigkeit war auch der ornamentale Schmuck der Handschriften ausgestaltet worden, bis in den reinen Silhouettenwirkungen goldener und silberner Ranken und Figuren Schöpfungen klassischer Ornamentkunst erschienen. Den Höhepunkt vertritt um die Jahrhundertmitte das Lothar-Evangeliar (Taf. 24–26), das die reife Leistung des größten touronischen Malers darstellt, den Wilhelm Koehler in seiner Untersuchung der Vivian-Bibel den Meister C nannte und der unter diesem Namen in die Kunstgeschichte eingegangen ist.

Dem Höhepunkt folgte schnell das Ende. 853 wird Tours von den Normannen geplündert, und die Schule hat sich von diesem Schlage nicht wieder erholt. Grafen, Bischöfe und Äbte, Kaiser Lothar, der westfränkische König Karl der Kahle hatten zu ihren Auftraggebern gehört, und auch die Kaiserin Irmingard besaß ein touronisches Evangeliar (Wolfenbüttel, Herzog August Bibliothek, 16. Aug fol.). An fast allen bedeutenden Stellen im Reiche lassen sich Codices aus Tours nachweisen. Tours wurde zur großen ›magistra‹ nicht nur des eigenen, sondern auch der folgenden Jahrhunderte.

Nach Reims und Tours geht gegen die Mitte des Jahrhunderts Metz als dritter Stern am Himmel der karolingischen Buchmalerei auf. Wiederum ist die treibende Kraft ein Mann, der vom Hofe Karls des Großen kommt: Drogo, Karls illegitimer Sohn, der seit 823 Bischof, seit 844 Erzbischof von Metz war. Für ihn wurde in den anderthalb Jahrzehnten vor seinem Tode im Jahre 855 eine kleine Gruppe von Handschriften geschaffen, die einen der Höhepunkte der karolingischen Buchmalerei bezeichnen und zu den reinsten und schönsten Zeugnissen der karolingischen Renaissance-Kunst gehören. So ist die beste und getreueste Kopie, in der uns der am Hofe Karls des Großen geschaffene Sternbilderzyklus bewahrt blieb, mit Drogo in Zusammenhang gebracht worden (Taf. 27), und die für seinen eigenen Gebrauch bestimmten liturgischen Codices, vor allem das mit seinem Namen verbundene Sakramentar (Taf. 28-29), zeigen eine einzigartig phantasievolle Verbindung von klassischem Akanthusornament und antikischer, illusionistischer Figurendarstellung. Die dem Rankenwerk der Initialstämme und -felder eingefügten kleinen Figuren und Szenen greifen ein altes Motiv der Initialornamentik auf, das uns zuerst in den insularen Codices des 8. Jahrhunderts entgegentritt, sodann auf dem Kontinent erscheint und auch in den Handschriften der Hofschule Karls des Großen verwendet wird und das seine entscheidende Rolle Jahrhunderte später in der romanischen Kunst spielen sollte. Hier, in den Metzer Handschriften der Drogo-Gruppe, findet es eine seiner schönsten Verwirklichungen. Die zarten, kleinen Szenen sind auch von bedeutendem ikonographischem Interesse, da sie Teile eines in der karolingischen Buchmalerei so seltenen neutestamentlichen Bilderzyklus überliefern.

Drogo hatte bis zu seinem Tode das höchste Amt des Reiches, das des Erzkaplans, inne. Wie Ebo war auch er der Idee des Reiches, das Karl der Große geschaffen hatte, zutiefst verbunden. Doch stand er ebenso unbeirrbar an der Seite des Bruders, Ludwigs des Frommen, wie er nach dessen Tode als kluger und besonnener Berater seines Neffen, Lothars I., wirkte. Drogo war ein Kind, als er in Aachen am Hofe seines Vaters lebte, aber etwas von dem Glanz der Hofhaltung Karls des Großen scheint in den Kunstwerken fortzuleben, mit denen er sich in seiner eigenen Residenz umgab.

Die zweite Hälfte des 9. Jahrhunderts wird von zwei verschiedenartigen, ja gegensätzlichen Schulen beherrscht: einer Hofschule und einer Klosterschule. Die erste steht im Dienste eines Mäzens, in dessen Auftrag sie eine Reihe einzelner prunkvoller Codices hervorbringt, die zweite entwickelt – für den Export – Standardtypen liturgischer Gebrauchshandschriften; die erste vereinigt das künstlerische Erbe eines Jahrhunderts in sich, die zweite beschränkt sich weitgehend auf ein begrenztes Repertoire ornamentaler Formen.

Die erste ist jene Schule, die mit dem Enkel Karls des Großen, Karl dem Kahlen (840-877), verbunden ist. Sie kann als seine Hofschule angesehen werden, wenn auch der Ort selbst, an dem sie tätig war, bis heute nicht zu bestimmen ist. Durch eine Fülle von historischen Angaben in Widmungsgedichten, Litaneien und Gebeten, aber auch durch Darstellungen Karls ist ein Teil der Codices fest mit seiner Person verknüpft. Sein Gebetbuch in München (Schatzkammer der Residenz), sein Psalter in Paris (Bibliothèque Nationale, lat. 1152) und ein überaus prunkvolles Evangeliar, der Codex Aureus der Münchner Staatsbibliothek (Taf. 35-38), bilden ein festes Gerüst, dem sich weitere Codices anfügen und einordnen lassen. Text, Schrift, Ornamentik und Bilder sind feste Bänder zwischen den einzelnen Handschriften. Auch der Name des Schreibers Liuthard, der sich in einer reich verzierten Inschrift im Pariser Psalter und – gemeinsam mit seinem Bruder Beringar – im Münchner Codex Aureus (Taf. 35–38) nennt, taucht bereits in einer der frühesten Handschriften der Hofschule (Darmstadt, Landesbibliothek, Ms. 746) auf. So ist trotz des eklektischen Charakters der einzelnen Handschriften der Schulzusammenhang stets deutlich zu erkennen. Die ersten Werke lassen Verbindungen zu Metz erkennen, und es ist offensichtlich, daß auch Reims eine Rolle in der Entwicklung der Schule gespielt hat. Gegen 870 treten vor allem touronische Elemente hervor. Dies ist die Zeit, in der mit Handschriften wie dem Pariser Sakramentar-Fragment (Taf. 32–34) und dem Münchner Codex Aureus (Taf. 35–38) ein Höchstmaß an herrscherlicher Repräsentation und Prunkentfaltung dargeboten wird. Neben Purpur, Gold und Silber bestimmen Edelsteinverzierungen und Porphyrmuster als Schmuckmotive der Rahmungen immer stärker das Bild der Seiten, und es ist bezeichnend, daß nun auch eine Prachthandschrift aus der Hofschule Karls des Großen, das Evangeliar aus Soissons (Taf. 4–7), in den Kanontafeln und den gerahmten Schriftfeldern des Codex Aureus wiederzufinden ist. Auch die Unzialen der Doppelkolumnen des Codex Aureus machen die Beziehung zum Evangeliar von Soissons und damit zur Hofschule Karls des Großen überzeugend klar, und so ist es sicher kein Zufall, daß das Bild Karls des Kahlen mit dem Thema der Anbetung des Lammes durch die 24 Ältesten verbunden ist, so wie Karl der Große es auf seinem Aachener Thron in dem Kuppelmosaik der Pfalzkapelle vor Augen gehabt hatte. Karls größter Ehrgeiz war es, seinem Großvater gleich zu werden, dessen Namen er mit Stolz trug. Und er mag in diesen Jahren geglaubt haben, seinem Ziel einen Schritt näher gekommen zu sein, als er nach dem Tode seines kinderlosen Neffen Lothar die Hand nach dem mittleren Teil des karolingischen Reiches ausstreckte (Taf. 37–38).

Im Umkreise Karls, wenn auch nicht zum engeren Kreis der Hofschulhandschriften gehörig, ist in dieser Zeit auch jenes gewaltige Werk entstanden, in dem die karolingische Kunst gleichsam noch einmal zusammenschließt, was in den vorangehenden Jahrzehnten geschaffen worden war. Es ist die Bibel von San Paolo fuori le Mura in Rom (Taf. 42–45), die wohl zu den berühmten Geschenken gehört, mit denen Karl sich 875 die Gunst des Papstes und damit die Kaiserkrone erkaufte. Mit 24 ganzseitigen Bildern zum Alten und zum Neuen Testament übertrifft sie die touronischen Bibeln der ersten Jahrhunderthälfte (Taf. 20–23), wenn auch klar zu erkennen ist, daß einem Teil der Miniaturen touronische Vorbilder zugrunde liegen. Für die übrigen Bilder sind Quellen nachgewiesen worden, die in neue Zusammenhänge mit den großen Zyklen der Spätantike weisen.

Während sich in den Bildern der Bibel Beziehungen zu den späten Handschriften der Hofschule erkennen lassen, die zum Teil auch auf die Verwendung gleicher oder verwandter touronischer Vorbilder zurückgehen mögen, tritt in den prachtvollen Initialseiten wie auch in dem Schmuck der großen goldenen Einzelbuchstaben an den Anfängen einzelner Kapitel oder Abschnitte eine andere Komponente in Erscheinung: die späte Reimser Kunst. So entsteht die Bibel von St. Paul gleichsam aus dem Zusammenwirken der beiden großen karolingischen

Schulen von Tours und Reims mit der Hofschule Karls des Kahlen. Wenn Ingobert, der Schreiber der Bibel, die antiken Kalligraphen, die »graphidas Ausonios«, als seinesgleichen anspricht, so klingt darin noch einmal das stolze Wort aus der Zeit Karls des Großen nach, daß »das goldene Rom dem Erdkreis wiedergeboren« sei (Mon. Germ. Hist. Poet. Lat. I, S. 385). Doch kann dieses Selbstbewußtsein nicht darüber hinwegtäuschen, daß der Zenith überschritten ist und daß die Bibel von St. Paul wie auch die späten Handschriften aus der Hofschule Karls des Kahlen die letzte Manifestation der karolingischen Renaissance sind.

Zwar hat die Spätzeit der karolingischen Buchmalerei auch an anderen Stellen besondere Leistungen hervorgebracht. Im Inselkloster Reichenau, dessen karolingischer Handschriftenbestand uns fast völlig verloren ist, entsteht jetzt jene ausgezeichnete Kopie der Psychomachie des Prudentius, von der schon die Rede war (Abb. V). Das benachbarte St. Gallen, das neben Salzburg und Fulda die bedeutendste unter den bekannten ostfränkischen Schulen ist, geht nun dazu über, dem rein ornamentalen Schmuck seiner Codices vereinzelt auch figürliche Darstellungen hinzuzufügen. Aber die reiche Bilderfolge, die in der prächtigsten unter ihnen, dem Psalterium Aureum (Taf. 46-47), die Psalmen begleitet, bleibt überraschend und isoliert. Dem Wesen der St. Galler Schule entsprechend sind die bewegten Szenen ihres illusionistischen Charakters entkleidet und in farbige Flächen- und Umrißwirkungen umgesetzt worden – auch hier kündigt sich die Endphase der karolingischen Buchmalerei an.

Dies wird vollends deutlich, wenn wir die Entwicklung der zweiten der beiden Gruppen betrachten, die neben der Hofschule Karls des Kahlen das Gesicht der Buchmalerei im dritten Viertel des 9. Jahrhunderts bestimmt: die in den Klöstern Nordfrankreichs beheimatete frankosächsische Schule. In derselben Zeit um 870, als der Codex Aureus (Taf. 35-38) in unerhörter Pracht die Errungenschaften des Jahrhunderts zusammenfaßt, wird in Saint-Amand für denselben Karl den Kahlen ein anders geartetes Werk geschaffen, das fast wie ein Gegenstoß gegen die Welt der Bilder und der Farbe wirkt, die der Codex Aureus vertritt: es ist die sogenannte ›Zweite Bibel Karls des Kahlen‹ (Taf. 48). Sie stellt den Höhepunkt einer Entwicklung und die reinste Ausprägung eines Stiles dar, der schon im zweiten Viertel des Jahrhunderts eine erste Blüte erreicht hatte. Damals war das Kloster Saint-Bertin mit einer kleinen Gruppe von Handschriften mit rein ornamentalem Schmuck hervorgetreten, als deren schönste und reichste ein für Ludwig den Deutschen (840-876) geschriebener Psalter (Taf. 17) anzusehen ist.

Von der Mitte des Jahrhunderts an treten ähnliche künstlerische Richtungen an verschiedenen Stellen in Erscheinung, wobei Saint-Amand die führende Rolle zukommt. Hier werden die Gesetze einer abstrakten Ornamentkunst mit strenger Konsequenz durchgeführt. Die Ausstattung von Evangeliaren und Sakramentaren wiederholt – für den Export – bestimmte Folgen und Typen von Titel- und Initialseiten, die glänzendsten unter ihnen finden sich in der für den König hergestellten Bibel. Nur wenige der Handschriften aus Saint-Amand bilden eine Ausnahme, die bedeutendste unter ihnen ist das sogenannte ›Evangeliar Franz II.‹ (Taf. 30-31). Dem bilderlosen Schmuck, wie ihn die meisten Codices aufweisen, ist hier nicht nur eine Serie von Evangelistendarstellungen hinzugefügt, sondern noch ein weiteres Bild, eine Kreuzigungsszene, die zeigt, daß es sich hier nicht um das kanonische Programm eines karolingischen Evangeliars handelt, wie es in anderen Schulen erscheint.

Daß aber ein solcher Einbruch der Bilderwelt in die strenge Abgeschlossenheit der frankosächsischen Codices selbst an dieser Stelle möglich war, wird verständlicher, wenn man die Werke der Nebengruppen betrachtet, die in anderen Klöstern Nordfrankreichs beheimatet waren. So wird in Saint-Vaast nach weniger strengen Auswahlprinzipien verfahren. Vegetabilische Blattmotive mischen sich unter die Ornamentformen insularer Herkunft, und sogar kleine Figuren sind anzutreffen (Arras, Bibliothèque Municipale, Ms. 233). Jede Zurückhaltung wird indessen in der wichtigsten Handschrift der Gruppe, dem Prager Evangeliar (Taf. 39-41), aufgegeben. Dort erscheinen an den Anfängen der Evangelien Miniaturen, die sowohl dem Umfang als auch dem Thema nach in keinem anderen karolingischen Evangeliar wiederkehren. Diese Doppelbilder, die das Porträt des Evangelisten neben eine Darstellung seiner Berufung durch Christus oder die Apostel Petrus und Paulus stellen, überliefern eines jener Werke, in denen Jahrhunderte früher die Auseinandersetzungen um die Authentizität der vier kanonischen Evangelien ihren Niederschlag in der Kunst gefunden hatten. Daß solche Bilder, deren Thema und deren eigentlicher Sinn längst bedeutungslos geworden waren, dennoch in einer Handschrift des späten 9. Jahrhunderts Aufnahme fanden, mag der Wirkung einer bedeutenden spätantiken Vorlage zuzuschreiben sein.

Das Prager Evangeliar ist aber auch noch aus einem anderen Grunde von besonderer Bedeutung. Wir kennen seine Geschichte in nachkarolingischer Zeit und können die Wirkung verfolgen, die seine Initialseiten, seine Kanontafeln und schließlich auch seine Bilder von der Mitte des 10. bis in den Anfang des 11. Jahrhunderts hinein in Sachsen gehabt haben. Damit ist das Prager Evangeliar einer der wichtigsten Zeugen für die Aufgabe, die der frankosächsischen Buchmalerei am Ende der karolingischen Kunst zufiel. Mit den flüchtenden Mönchen, deren Klöster den Normanneneinfällen preisgegeben waren, gelangte sie nach Osten und überlebte dort das Ende des Jahrhunderts, da ihr ornamentaler Flächenstil von dem Zusammenbruch der Renaissance-Schulen nicht betroffen wurde. So konnte sie eine Brücke zu den Anfängen der ottonischen Kunst bilden und eine der Grundlagen werden, auf denen eine neue Epoche der Buchmalerei aufbaute.

Florentine Mütherich

Bibliographie

Allgemeine Literatur

Braunfels, W.: Die Welt der Karolinger und ihre Kunst, München 1968

Braunfels, W. (Hrsg.): Karl der Große, Lebenswerk und Nachleben, 4 Bde., Düsseldorf 1965-67

Hubert, J., Porcher, J., Vollbach, W. F.: The Carolingian Renaissance, New York 1970

Messerer, W.: Karolingische Kunst, Köln 1973

Karl der Große, Werk und Wirkung, Katalog der Aachener Ausstellung 1965

Literatur zu den Handschriften

Bischoff, B.: Die Hofbibliothek Karls des Großen, *in:* Karl der Große, Lebenswerk und Nachleben, Bd. II, Düsseldorf 1965, S. 42-62

Boinet, A.: La Miniature Carolingienne, Paris 1913

De Wald, E.: The Illustrations of the Utrecht Psalter, Princeton o. J.

Dufrenne, S.: Les Illustrations du Psautier d'Utrecht. Problèmes des sources et de l'apport carolingien, Straßburg (in Druck)

Einhard: Leben Karls des Großen, Quellen zur karolingischen Reichsgeschichte, Bd. I, Darmstadt 1968, S. 197

Engelbrecht, J. H. A.: Het Utrechts Psalterium. Een eeuw wetenschappelijke bestudering (1860-1960), Utrecht 1965

Gaehde, J. E.: Studies on the Pictorial Sources of the Bible of San Paolo, *in:* Frühmittelalterliche Studien, V (1971) S. 395-400; VIII (1974) S. 351-384; IX (1975) S. 359-389

Jones, L. W. und Morey, C. R.: The Miniatures of the Manuscripts of Terence prior to the Thirteenth Century, Princeton o.J.

Kessler, H. L.: The Sources and the Construction of the Genesis, Exodus, Maestas and Apocalypse Frontispiece Illustrations in the ninth-century Touronian Bibles, Princeton University 1965

Koehler, W.: Die Karolingischen Miniaturen: I. Die Schule von Tours (Bd. 1: Die Ornamentik, Bd. 2: Die Bilder), Berlin 1930 u. 1933, Nachdruck Berlin 1963. II. Die Hofschule Karls des Großen, Berlin 1958. III. Die Gruppe des Wiener Krönungs-Evangeliars. Metzer Handschriften, Berlin 1960

Koehler, W. und Mütherich, F.: Die Karolingischen Miniaturen: IV. Die Hofschule Kaiser Lothars – Einzelhandschriften aus Lotharingien, Berlin 1971. V. Die Hofschule Karls des Kahlen, Berlin (in Vorbereitung).

Koehler, W.: Buchmalerei des frühen Mittelalters. Fragmente und Entwürfe aus dem Nachlaß, hrsg. von E. Kitzinger und F. Mütherich, München 1972

Merton, A.: Die Buchmalerei in St. Gallen vom 9. bis zum 11. Jahrhundert, Leipzig 1912, Neuauflage 1923

Mütherich, F.: Die Buchmalerei am Hofe Karls des Großen, *in:* Karl der Große, Lebenswerk und Nachleben, Bd. III, Düsseldorf 1965, S. 9-53

Neumüller, W. und Holter, K.: Der Codex Millenarius (Forschungen zur Geschichte Oberösterreichs VI), Graz und Köln 1959

Nordenfalk, C.: Die Buchmalerei, *in:* A. Grabar und C. Nordenfalk, Das frühe Mittelalter vom 4.-11. Jahrhundert, Genf 1957

Omont, H.: Bibliothèque Nationale. Reproductions de manuscrits et de miniatures, publiées sous la direction et avec des notices de H. Omont. Bibles de Charles le Chauve, Bd. II., Paris 1911

Porcher, J.: La Peinture Provinciale, *in:* Karl der Große, Lebenswerk und Nachleben, Bd. III, Düsseldorf 1965, S. 54-73

Rahn, J. R.: Das Psalterium aureum von Sankt Gallen, ein Beitrag zur Geschichte der karolingischen Miniaturmalerei, St. Gallen 1878

Stern, H.: Le Calendrier de 354. Étude sur son texte et ses illustrations, Paris 1953

Stettiner, R.: Die illustrierten Prudentius-Handschriften, 2 Bde., Berlin 1895-1905

Tselos, D.: The Sources of the Utrecht Psalter Miniatures, Minneapolis 1955, Neuauflage 1960

Faksimile-Ausgaben der Handschriften

Der Codex Aureus der Bayerischen Staatsbibliothek in München. Hrsg. G. Leidinger, 6 Bde., München 1921-1925

Drogo-Sakramentar, Ms. Lat. 9428, Bibliothèque Nationale, Paris. Einleitung F. Mütherich, Graz 1974

Hrabanus Maurus: Liber de Laudibus Sanctae Crucis. Vollständige Faksimile-Ausgabe des Codex Vindobonensis 652 der Österreichischen Nationalbibliothek. Kommentar K. Holter, Graz 1973

Das Lorscher Evangeliar. Hrsg. Wolfgang Braunfels, München 1967

Physiologus Bernensis. Voll-Faksimile-Ausgabe des Codex Borgensarius 318 der Burgerbibliothek Bern. Kommentar von C. Steiger und O. Homburger, Basel 1964

Sakramentar von Metz, Fragment. Ms. Lat. 1141, Bibliothèque Nationale, Paris. Vollständige Faksimile-Ausgabe. Einführung F. Mütherich, Graz 1972

Der Stuttgarter Bilderpsalter. Bibl. fol. 23. Württembergische Landesbibliothek Stuttgart. I: Faksimile, II: Untersuchungen von B. Bischoff, B. Fischer und F. Mütherich u. a., Stuttgart 1968

Trierer Apokalypse. Vollständige Faksimile-Ausgabe des Codex 31 der Stadtbibliothek Trier. I: Faksimile, II: Kommentar von R. Laufner und P. Klein, Graz 1972

Autoren und Verleger danken den Besitzern der Handschriften für die freundliche Erlaubnis zur Wiedergabe der Miniaturen und für ihre Unterstützung bei der Beschaffung der Reproduktionsvorlagen. Ferner sei folgenden Fotografen für ihre Mitarbeit gedankt: Gerhard Howald, Bern (V, 11, 16); Photo Meyer, Wien (8-10); Ann Münchow, Aachen (13-15, 27) und Toni Schneiders, Lindau (46, 47). Der Verlag Ullstein, Berlin, stellte freundlicherweise die Ektachrome für die Tafeln 42-45 zur Verfügung.

Abbildungen und Tafeln

erläutert von Joachim E. Gaehde

Utrecht-Psalter

Reims; zwischen 816 und 835
Utrecht, Bibliotheek der Rijksuniversiteit, Cat. Cod. Ms. Bibl. Rhenotraiectinae I. Nr. 32
108 Blatt 335 x 260 mm

Die Handschrift enthält den ganzen Psalter in der gallikanischen Version der Hieronymus-Übertragung, Cantica des Alten und Neuen Testamentes, das Vaterunser und das Apostolische Glaubensbekenntnis.
Der Text ist mit brauner Tinte in Capitalis Rustica geschrieben. Es gibt nur eine einzige Initiale, und zwar zu Psalm 1. Jedem der Psalmen, Cantica und Glaubensbekenntnisse ist eine Federzeichnung in brauner Tinte vorangestellt. Die meisten der Zeichnungen veranschaulichen den Text wörtlich, d. h. in Wort-Bildern.
Um das Jahr 1000 wurde der Psalter nach England gebracht und dort dreimal kopiert (London, British Museum, Harley 603, frühes 11. Jahrhundert; Cambridge, Trinity College, Ms. R. 17, um 1150; Paris, Bibliothèque Nationale, Lat. 8846, um 1200). Nach der Auflösung der englischen Klöster kam der Psalter in private Hände; der letzte Besitzer war Sir Robert Cotton (1571–1631). Im Jahr 1716 wurde die Handschrift der Stadt Utrecht geschenkt. Über ihren Verbleib zwischen 1631 und 1716 ist nichts bekannt.

I, II Illustrationen zu Psalm 11, 12

Kein biblisches Buch wurde im frühen Mittelalter so viel benutzt wie der Psalter, dessen Gesänge und Hymnen der Klage und Bitte, des Lobes und der Danksagung nicht nur in die Liturgie aufgenommen worden sind, sondern auch privater Andacht dienten. Zahlreiche illuminierte Psalter-Handschriften sind uns erhalten, doch keine ist dem Utrecht-Psalter gleichzustellen, der die ausführlichste und ungewöhnlichste Folge von Psalter-Illustrationen enthält, die das Mittelalter hervorgebracht hat.
Einige der Zeichnungen schildern biblische Ereignisse, andere bringen Darstellungen mit Szenen aus dem Neuen Testament. Der größte Teil der Zeichnungen jedoch illustriert den poetischen Text der Psalmen wörtlich. Zum 6. Vers des 11. Psalms: »So kündet der Herr: ›Ich will mich erheben, denn geknechtet sind die Geringen, und es seufzen die Armen‹...« sehen wir den Herren von seinem Weltenthron aufstehen und einem Engel eine Lanze übergeben, während die Niedergedrückten und Bedürftigen sich aus ihrer Schwermut erheben, um an dem Vorgang teilzuhaben. Rechts unten im Bild stößt der Engel das Ende der Lanze in den Mund der nächststehenden Figur in einer Gruppe von Männern, die miteinander flüstern. Diese Szene gehört zu den Versen 3–4: »Seinem Nächsten redet jeder voll Trug, mit falschen Lippen, mit zwiefachem Sinn« und »Vernichten möge der Herr die Lippen der Lügner, die prahlerisch redende Zunge«. Oberhalb des Engels steht der Psalmist selbst, die Schriftrolle in der Rechten und mit der Linken auf eine Schmiede weisend. Hier ist Vers 7 verbildlicht: »Lautere Worte sind die Worte des Herrn, bewährtes Silber, schlackenlos, geläutert zum siebentenmal.« Links unten schließlich sind Männer dargestellt, die hier einen kreisförmigen Gegenstand hochstemmen, dort ein Drehkreuz bewegen, entsprechend Vers 9: »Ringsum schreiten einher die Frevler (der lateinische Text sagt *in circuitu*, d. h. im Kreise herumgehen), und frech erhebt die Gemeinheit ihr Haupt.«
Im 12. Psalm fleht der Psalmist Gott an, sein Gesicht nicht von ihm abzuwenden,

sondern seine Augen »zu erleuchten, daß ich im Tod nicht entschlafe; daß nicht prahle mein Feind: Ich habe ihn überwältigt.« Der offene Sarkophag in der Zeichnung bezieht sich auf den »Schlaf des Todes«; die Fackel in der Hand des Herrn sendet Strahlen aus, die die Augen des Propheten erleuchten, und der »Feind« ist in einer Gruppe von Kriegern verkörpert, die ein Bogenschütze anführt, der seinen Bogen drohend erhoben hat.

Die Übertragung des Psalmentextes in Wortbilder wurde nicht von den Zeichnern des Utrecht-Psalters erfunden. Sie findet sich, wenn auch in geringerem Umfang, in byzantinischen Psalterien und einem zeitgenössischen karolingischen Exemplar (Stuttgart, Landesbibliothek, bibl. fol. 23) gleichfalls angewandt. Keine dieser Illustrationen besitzt jedoch auch nur entfernt eine stilistische Ähnlichkeit mit den Zeichnungen des Utrecht-Psalters, deren illusionistischer Charakter an die mythologischen Landschaften römischer Wandmalerei in den Jahrhunderten vor und nach Christi Geburt erinnert. Auch die expressive Eindringlichkeit und Beweglichkeit der Figuren haben nirgends ihresgleichen, ausgenommen in den Miniaturen des Ebo-Evangeliars (Tafeln 13, 14), die in derselben Schreibschule entstanden.

Das innere Feuer, die Geschicklichkeit und scheinbare Spontaneität der reimsischen Federzeichnung auf der einen Seite und die offensichtliche Abhängigkeit von einem älteren Illustrierungsverfahren auf der anderen, haben immer wieder zu der Frage geführt, wie weit die Zeichnungen des Utrecht-Psalters Kopien nach einer oder mehreren älteren Quellen oder aber selbständige Schöpfungen der karolingischen Künstler seien. Während kein Zweifel darüber herrscht, daß die Zeichner einen illuminierten Psalter zur Verfügung hatten, ist das Datum dieses verlorenen Exemplars immer noch umstritten, ebenso die Frage, ob darin die einzelnen Psalme genauso ausführlich, detailliert und in einen Landschaftshintergrund eingebettet dargestellt waren wie im Utrecht-Psalter. Unter den zahlreichen Hypothesen, die die Forschung in den letzten hundert Jahren vorgebracht hat, bezeichnet eine die Zeichnungen als mehr oder weniger treue Kopien nach einem griechisch-italienischen Psalter, der einen Urtyp des späten 4. oder frühen 5. Jahrhunderts nach dem Norden vermittelt habe. Nach einer anderen, jüngeren Hypothese sollen die karolingischen Künstler eine Handschrift des 5. Jahrhunderts als Vorlage benützt und – neben einigen selbständigen Zufügungen – deren spätantiken illusionistischen Stil in die eigentümliche Erregung und spannungsgeladene Ausdruckskraft ihrer Zeichnungen umgewandelt haben. Doch ist bei zahlreichen Fragen, die dieses Meisterwerk karolingischer Kunst stellt, die Antwort noch offen. [fol. 6v und 7r]

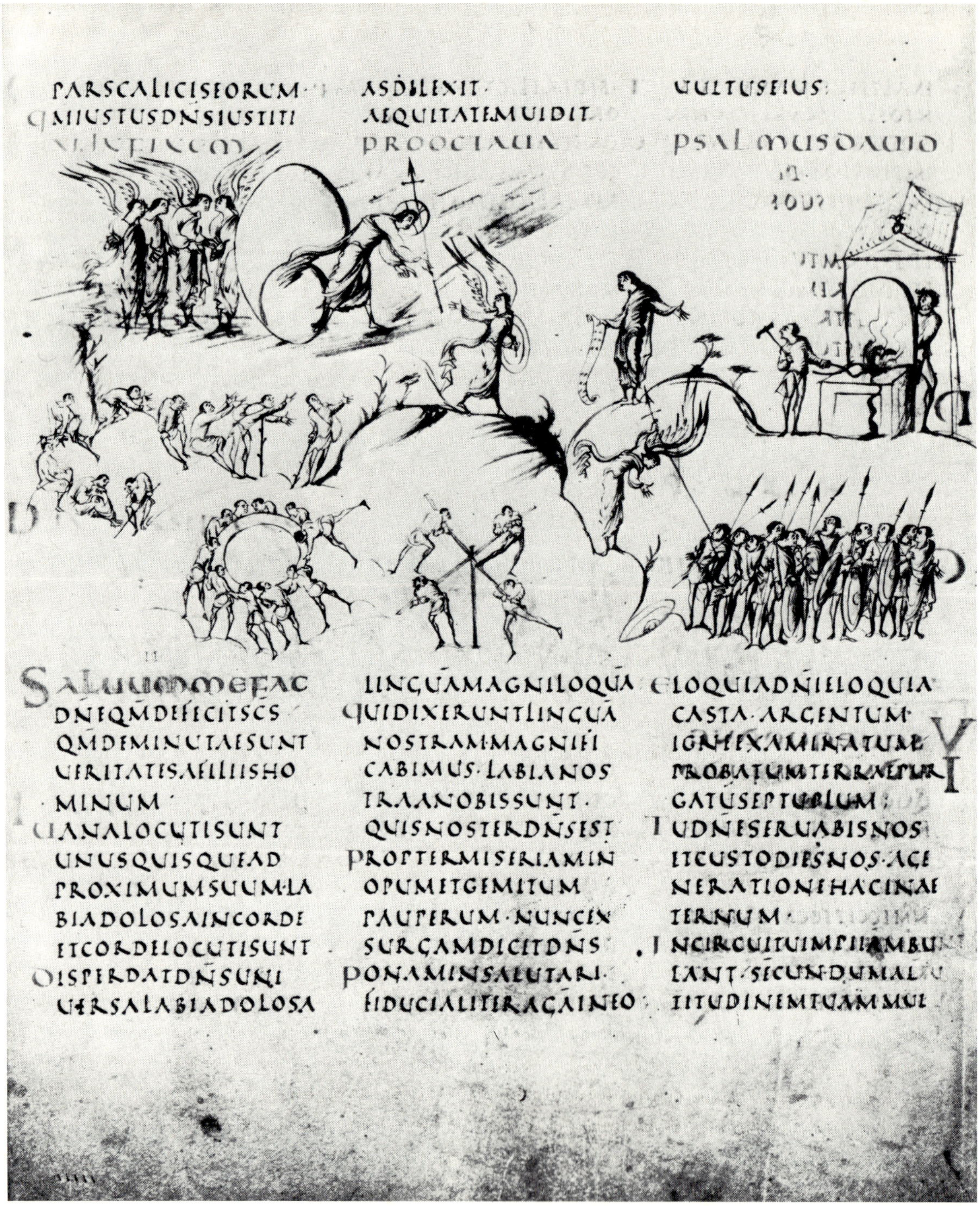

PARSCALICISEORUM·
QMIUSTUSDNSIUSTITI

ASDILEXIT·
AEQUITATEMUIDIT·
PROOCTAUA

UULTUSEIUS:
PSALMUSDAUID

SALUUMMEFAC
DNEQMDEFECITSCS
QMDEMINUTAESUNT
UERITATESAFILIISHO
MINUM·
UANALOCUTISUNT
UNUSQUISQUEAD
PROXIMUMSUUM·LA
BIADOLOSAINCORDE
ETCORDELOCUTISUNT
DISPERDATDNSUNI
UERSALABIADOLOSA

LINGUAMAGNILOQUA
QUIDIXERUNTLINGUA
NOSTRAMMAGNIFI
CABIMUS·LABIANOS
TRAANOBISSUNT·
QUISNOSTERDNSEST
PROPTERMISERIAMIN
OPUMETGEMITUM
PAUPERUM·NUNCEX
SURGAMDICITDNS
PONAMINSALUTARI·
FIDUCIALITERAGAMEO

ELOQUIADNIELOQUIA
CASTA·ARGENTUM·
IGNEEXAMINATUM
PROBATUMTERRAEPUR
GATUSEPTUPLUM:
TUDNESERUABISNOS
ETCUSTODIESNOS·AGE
NERATIONEHACINAE
TERNUM·
INCIRCUITUIMPIIAMBU
LANT·SECUNDUMAL
TITUDINEMTUAMMUL

Abb. I

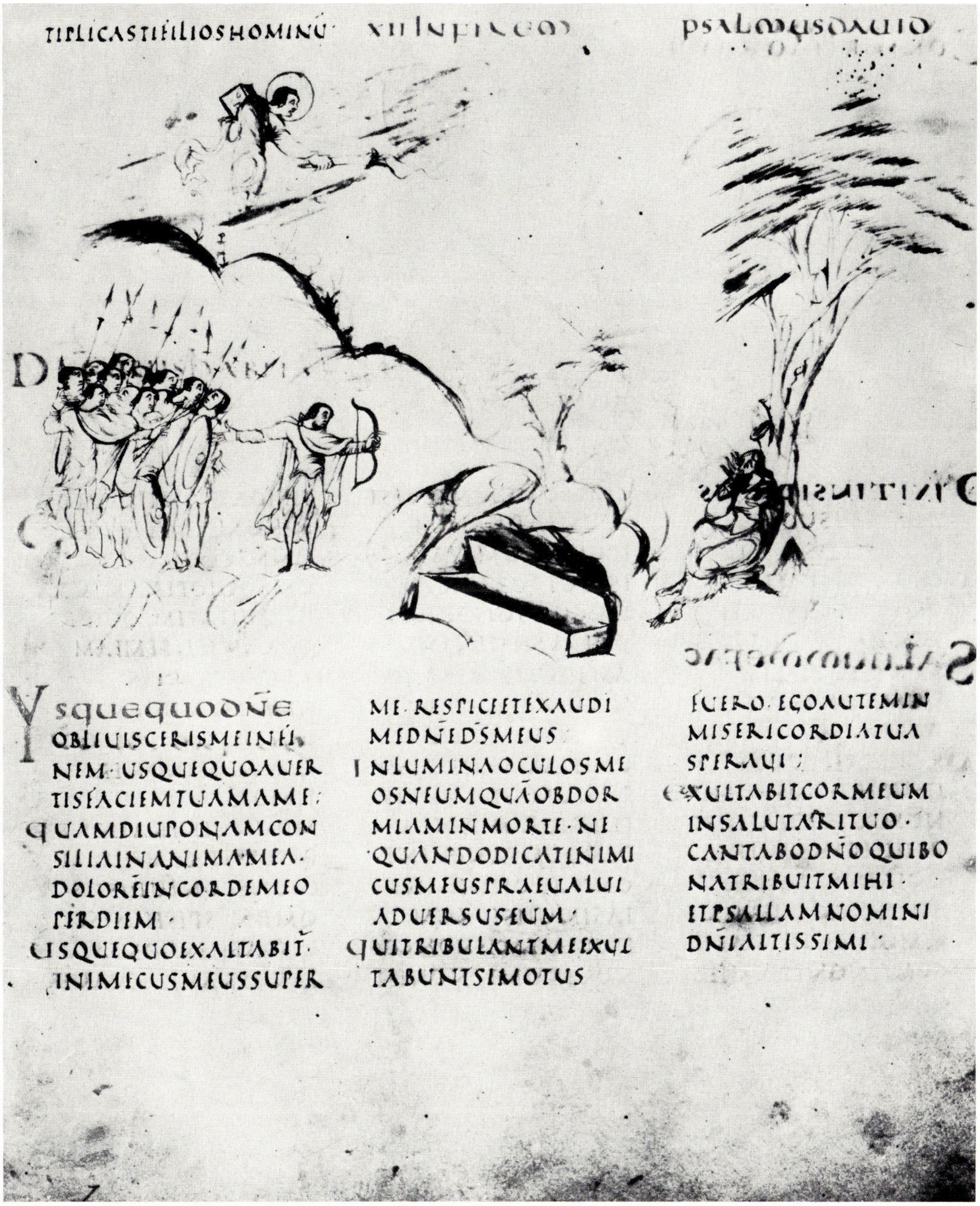
TIPLICASTIFILIOSHOMINU
PSALMUSDAUID
YSQUEQUODÑE
OBLIUISCERISMEINFI
NEM·USQUEQUOAUER
TISFACIEMTUAMAME;
QUAMDIUPONAMCON
SILIAINANIMAMEA·
DOLOREMINCORDEMEO
PERDIEM·
USQUEQUOEXALTABIT·
INIMICUSMEUSSUPER
ME·RESPICEETEXAUDI
MEDÑEDSMEUS
INLUMINAOCULOSME
OSNEUMQUĀOBDOR
MIAMINMORTE·NE
QUANDODICATINIMI
CUSMEUSPRAEUALUI
ADUERSUSEUM·
QUITRIBULANTMEEXUL
TABUNTSIMOTUS
FUERO·EGOAUTEMIN
MISERICORDIATUA
SPERAUI;
EXULTABITCORMEUM
INSALUTARITUO·
CANTABODÑOQUIBO
NATRIBUITMIHI·
ETPSALLAMNOMINI
DÑIALTISSIMI·

Abb. II

Terenz: Komödien

Reims; 2. Hälfte des 9. Jahrhunderts
Paris, Bibliothèque Nationale, Lat. 7899
176 Blatt 260 x 215 mm

Die Handschrift enthält die Komödien Andria, Eunuchus, Heautontimorumenos, Adelphi, Hecyra und Phormio in der Ausgabe, die Calliopius zugeschrieben wird. Der Text erscheint einspaltig in braunen Minuskeln mit Überschriften und anderen Hervorhebungen in roter Capitalis Rustica. 148 Zeichnungen mit Feder und Tinte, die Szenen aus den Schauspielen wiedergeben, sind in den Text eingestreut. Ein Bildnis des Terenz erscheint auf fol. 2r. Ein Bibliothekszeichen aus dem 13. Jahrhundert auf fol. 3r und ein Eintrag auf fol. 41r besagen, daß die Handschrift der Abtei von St. Denis gehörte, wo sie bis 1595 blieb.

III Illustration zu Andria, II. Akt, 6. Szene
IV Titelseite zu Heautontimorumenos

Die Spiele des Terenz überlebten die Antike vor allem wegen ihres makellosen Lateins. Sie wurden sogar von den Kirchenvätern zitiert und genossen während des Mittelalters große Bewunderung, wie aus der Tatsache hervorgeht, daß etwa ein Dutzend illustrierter Handschriften vom 9. bis ins 12. Jahrhundert erhalten ist. Die älteste noch bestehende Kopie, etwa 820 anzusetzen (Rom, Biblioteca Vaticana, Vat. lat. 3868), wiederholt getreulich Stil und Malweise der Miniaturen des ihr zugrundeliegenden Vorbilds aus dem 5. Jahrhundert. Die lebendigen Zeichnungen in Feder und Tinte der hier vorliegenden Handschrift aus Reims hingegen lassen das Schauspiel lebensnaher und ausdrucksvoller erscheinen, indem sie die Gesten der Schauspieler übersteigern. Auf folio 16v sehen wir den schlauen Davus, wie er seinen Herrn schilt, weil die Hochzeitsvorbereitungen, die jener angeblich für seinen Sohn Pamphilus getroffen hat, so jämmerlich ausgefallen sind. Jedem Schauspiel ist eine Titelseite vorangesetzt, die die Masken der Schauspieler innerhalb eines architektonischen Rahmens vorstellt. So erscheinen auf folio 67r die Masken der elf Charaktere, die im ›Heautontimorumenos‹, dem ›Selbstquäler‹, auftreten.

[fol. 16v und 67r]

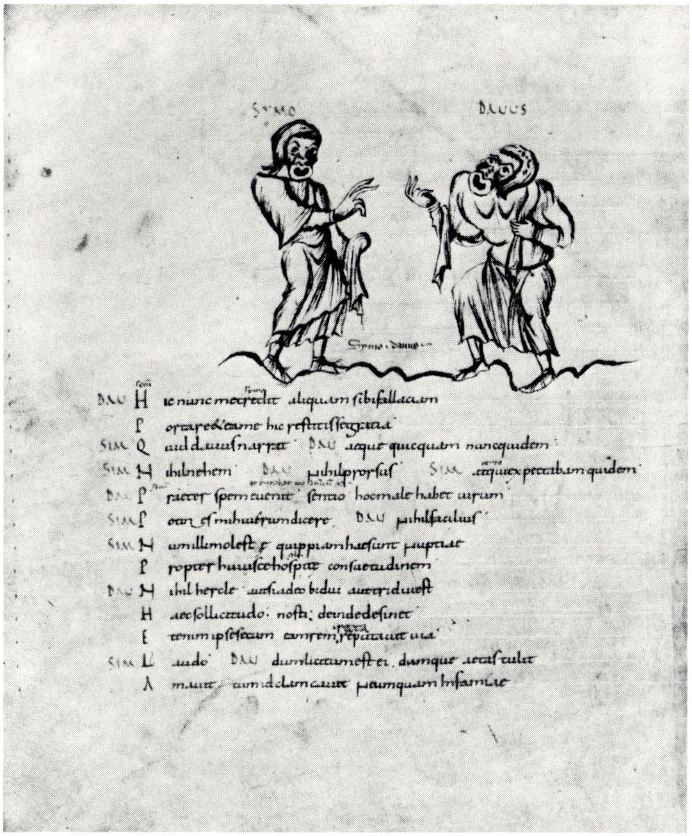

Abb. III

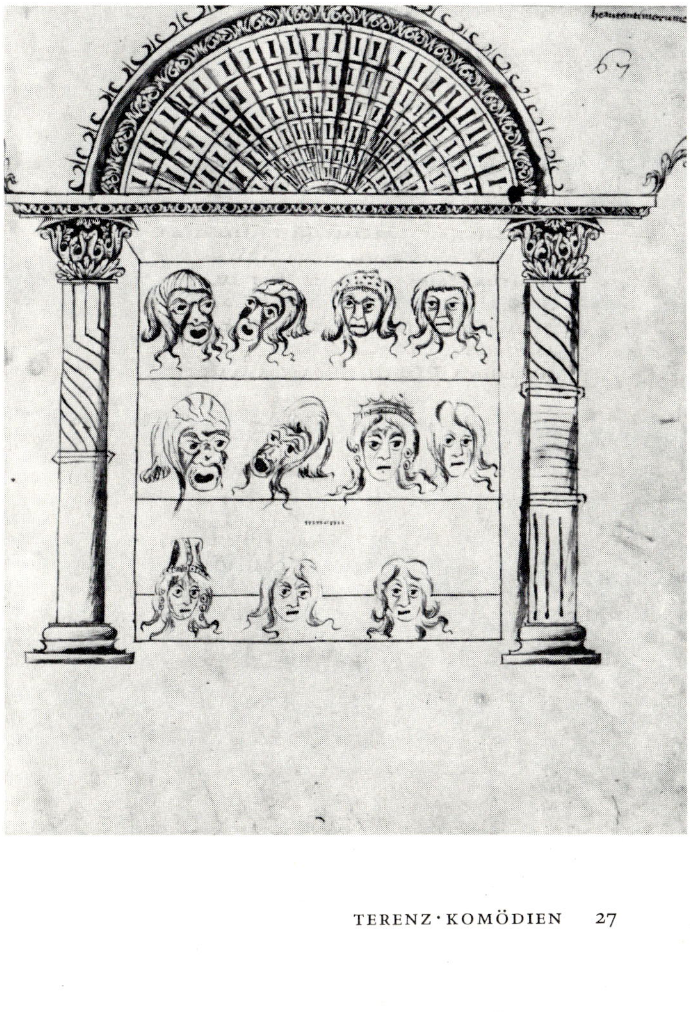

Abb. IV

Prudentius: Gedichte

Reichenau (?); 3. Drittel des 9. Jahrhunderts
Bern, Burgerbibliothek, Cod. 264
145 Blatt 273/283 x 215/220 mm

Die Handschrift, eine in braunen Minuskeln geschriebene und mit zahlreichen Initialen ausgestattete Prachtausgabe, enthält eine Sammlung der Werke des christlichen Dichters Prudentius (um 348-410). Obwohl unvollständig, sind drei davon illustriert: das Cathemerinon (zwölf Hymnen für den täglichen Gebrauch und für Feste; fol. 2v-4v), die Psychomachia (eine Allegorie über den Kampf zwischen den Tugenden und Lastern; fol. 31r-45v; mit einem Autorenbildnis auf fol. 34r) und das Peristephanon (vierzehn Hymnen an Märtyrer; fol. 60r-75).
Vom 13. bis zum 15. Jahrhundert war die Handschrift mit Sicherheit im Besitz der Bibliothek der Kathedrale von Straßburg. Zu Beginn des 17. Jahrhunderts erwarb sie J. Bongars von Friedrich Kasimir, Graf von Pfalz-Zweibrücken. Bongars Erben brachten sie nach Bern.

V Psychomachia: Die Keuschheit besiegt die Wollust

Der Physiologus des Prudentius verbildlicht den Konflikt zwischen Gut und Böse in der menschlichen Seele durch Kämpfe, die zwischen personifizierten Tugenden und Lastern ausgetragen werden. Damit hatte ein Thema Gestalt gewonnen, das die gesamte Bildvorstellung des Mittelalters beeinflussen sollte. Das allegorische Epos war bereits im 5. Jahrhundert illustriert worden und dieses Urbild ist in verschiedenen Rezensionen widergespiegelt, die uns in etwa 16 Handschriften erhalten sind. Der Zeitraum ihrer Entstehung reicht vom 9. bis zum 13. Jahrhundert.
Der Berner Codex bietet weder die ausführlichste noch die genaueste Kopie des Bilderzyklus aus dem 5. Jahrhundert. Doch sind seine kolorierten Zeichnungen den Illustrationen anderer noch erhaltener Versionen des 9. Jahrhunderts überlegen. Obwohl fast alle Andeutungen von Standfläche oder räumlicher Anordnung verschwunden sind, brachte die Feder des Künstlers Körperlichkeit und Bewegungen der Figuren überzeugend zustande. Besonders eindringlich ist die Wiedergabe der besiegten sinnlichen Begierde. Von einem Stein getroffen, den die Keuschheit nach ihr geschleudert hat, ist sie in die Knie gesunken, um sich her verstreut die Fackeln, mit denen sie gekämpft hatte. Die Tugend, in spätantiker Rüstung, beugt sich vor, um die Wirkung ihrer Tat zu beobachten, bevor sie, auf der nächsten Seite, das Laster endgültig mit dem Schwert vernichtet. Die kühne Verkürzung bei der Darstellung der überwundenen Wollust erinnert an die gefallenen Krieger in Schlachtszenen der römischen Reliefskulptur. Die Verkürzung muß hier aus einer Vorlage gewonnen sein, die stark von Erinnerungen an antike Malerei geprägt war. Da die lebendigen Zeichnungen des Utrecht-Psalters sehr ähnlich verkürzte Figuren Gefallener aufweisen, überdies Motive, die in der Berner Psychomachie auftreten, hat man daran gedacht, daß der Künstler eine reimsische Handschrift zur Verfügung gehabt haben könnte. Sollte das zutreffen, dann hätte er den skizzenhaften und

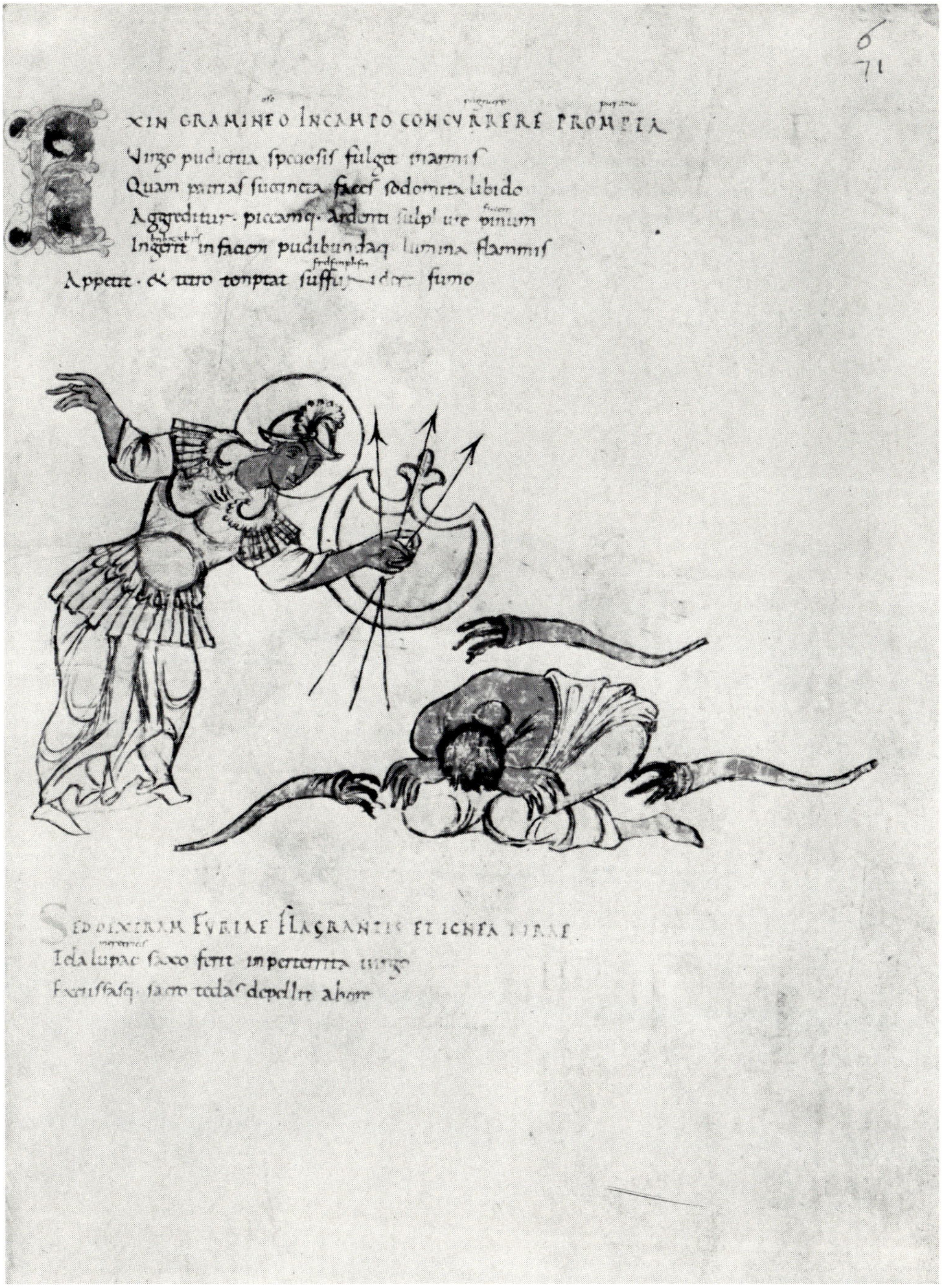

Abb. V

impressionistischen Stil von Reims in sicher konturierte Plastizität umgewandelt. Eine solche Leistung kann nur ein Künstler zustande gebracht haben, der seinen Zeichenstil an Beispielen spätantiker Kunst geschult hatte, einer Kunst, die klare Umrisse und dichten Zusammenhalt der Oberflächen betonte. [fol. 36r]

Trierer Apokalypse

Frankreich; 1. Viertel des 9. Jahrhunderts
Trier, Stadtbibliothek, Cod. 31
74 Blatt 262 x 216 mm

Die Vulgata-Texte der Apokalypse nehmen jeweils eine Seite ein, die zugehörige Illustration in Gestalt einer gerahmten, kolorierten Federzeichnung die andere. Die ersten 20 Bilder bis fol. 20 befinden sich auf der Rectoseite, die folgenden 54 immer auf der Versoseite, so daß jetzt Text und Bild einander gegenüberstehen. Die künstlichen Halbunzialen lassen an einen Entstehungsort denken, der von Tours beeinflußt war.
Ausführliche Textkorrekturen des 11. Jahrhunderts veränderten die Reihenfolge der Kapitel. Zu jener Zeit war die Handschrift wahrscheinlich im Besitz des Klosters St. Eustachius in Trier, obwohl die ältesten Bibliothekseintragungen des Klosters in dem Codex aus dem 12. Jahrhundert stammen.

VI Die Vertreibung des Drachens und seiner Engel

Die mächtigen Bildvorstellungen der Johannesvision, die sich auf die umstürzenden Ereignisse vor dem endgültigen Sieg Christi beziehen, sind wahrscheinlich nicht vor dem 6. Jahrhundert in einem vollständigen Bilderzyklus gestaltet worden. Die ältesten erhaltenen Abkömmlinge dieses Zyklus finden sich in vier karolingischen Apokalypse-Handschriften. Keine davon stammt jedoch aus einem der Hauptzentren der karolingischen Buchmalerei.
Wie kürzlich nachgewiesen, stellt die Trierer Apokalypse die treueste Nachbildung des Archetyps dar, der höchstwahrscheinlich in Rom geschaffen wurde. Die kolorierten Zeichnungen des Trierer Codex sind jedoch keine sklavischen Kopien ihrer Vorlagen. Auch scheint die Verteilung von Schrift und Bild – das Bild auf einer Seite allein, dem zugehörigen Text gegenüber – ein karolingischer Einfall gewesen zu sein. Die Zeichnungen sind mit derber Unmittelbarkeit ausgeführt – undenkbar für eine Prunkhandschrift – und beeindrucken durch ihre Kraft, etwa in der Darstellung des Kampfes zwischen Michael mit seinen Engeln und dem Drachen mit seiner Engelschar. Die Stelle in der Offenbarung Johannis (Off. 12: 7-9) lautet: »Und gestürzt wurde der große Drache, die alte Schlange, die der Teufel heißt und der Satan, der die ganze Welt verführt; gestürzt wurde er auf die Erde, und seine Engel wurden mit ihm gestürzt.« Auf anderen Blättern tauschte der Künstler spätantike Gewandung und Waffen gegen fränkische aus oder ging über den Apokalypsetext hinaus, indem er Gruppen von Figuren einführte, die die Vorgänge beobachten.
Die spezifische Rezension der Trierer Apokalypse findet sich noch einmal in einer späteren karolingischen Handschrift (Cambrai, Bibliothèque Municipale, Ms. 386), die direkt nach dem Trierer Codex kopiert ist. Danach ist diese Rezension verloren. Die Versionen der beiden anderen karolingischen Handschriften (Valenciennes, Bibliothèque Municipale, Ms. 99; Paris, Bibliothèque Nationale, Nouv. acq. lat. 1132) sind jedoch anglo-sächsischen Zwischengliedern verpflichtet, die vielleicht mit

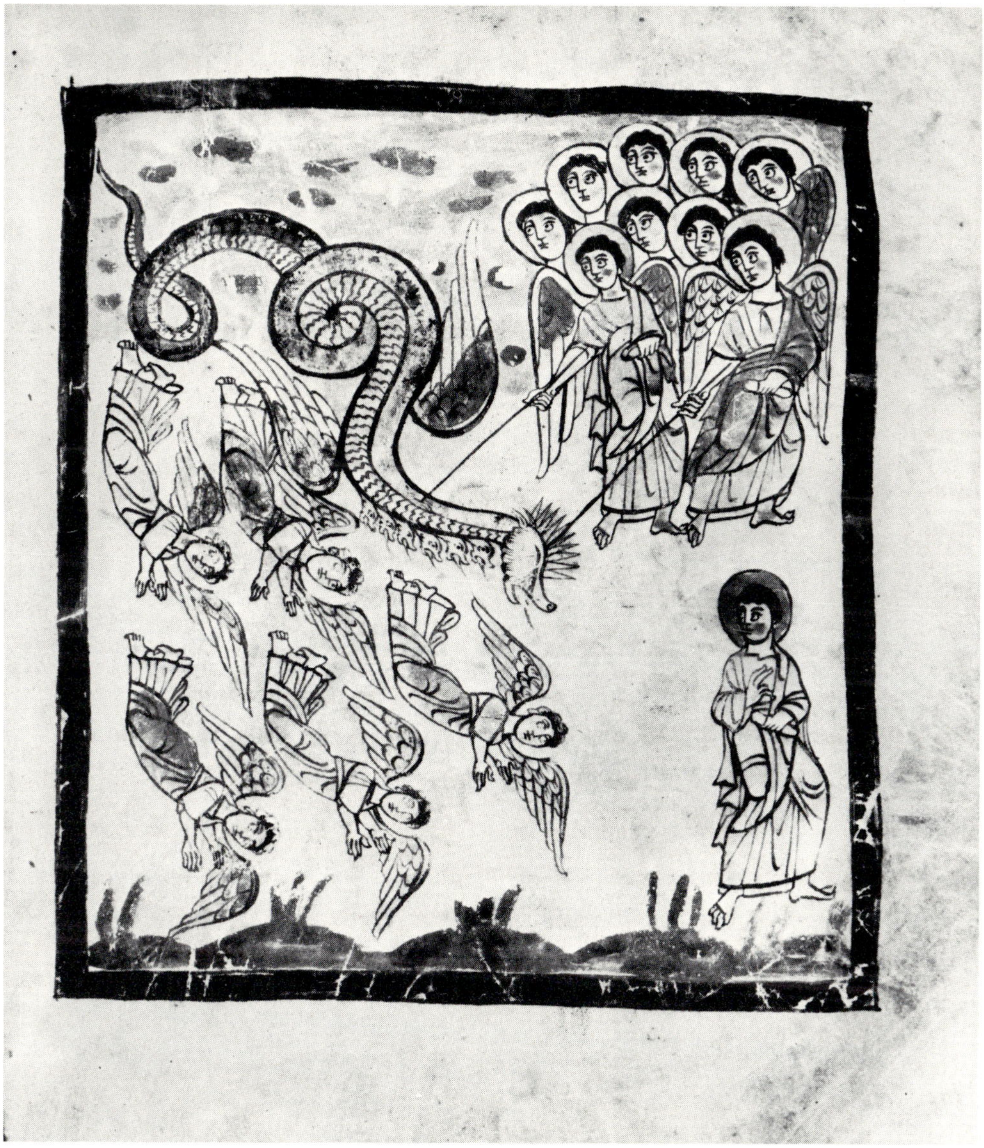

Abb. VI

dem Apokalypse-Zyklus in Zusammenhang stehen, den Abt Benedikt, Bischof von Wearmouth, dem Historiker Beda Venerabilis zufolge um 672 von Rom mitgebracht hatte. Dadurch stehen diese beiden Versionen in einer Reihe mit Apokalypse-Illustrationen des 11. Jahrhunderts und noch späterer Zeit. [fol. 38r]

Godescalc-Evangelistar

Hofschule Karls des Großen; zwischen 781 und 783
Paris, Bibliothèque Nationale, Nouv. acq. lat. 1203
127 Blatt 310 x 210 mm

Das Evangelistar enthält die im Laufe des Kirchenjahres verlesenen Abschnitte aus den Evangelien. Ein Widmungsgedicht besagt, daß die Handschrift im Auftrag König Karls und seiner Gemahlin Hildegard von dem Schreiber Godescalc geschrieben wurde, der sich selbst als des Königs ›ultimus famulus‹ bezeichnet und seines Herrschers eifriges Interesse an der Buchkunst hervorhebt. Da das Gedicht auch den Zug Karls nach Italien und die Taufe seines Sohnes Pippin durch Papst Hadrian in Rom erwähnt, kann die Handschrift zwischen den Anfang des Jahres 781 und den Tod Hildegards am 30. April 783 datiert werden.
Der Text ist mit goldener und silberner Tinte auf purpurgefärbtem Pergament geschrieben: der liturgische Teil in Unzialen mit Kapitalen für Überschriften, das Widmungsgedicht in Minuskeln, einer Schrift, die damals am karolingischen Hof eingeführt und entwickelt worden war. Der Text, in zwei Kolumnen geschrieben, wird auf jeder Seite von Zierrahmen eingefaßt. Der weitere Schmuck besteht aus Initialen zu Beginn der wichtigsten Lesungen und sechs ganzseitigen Miniaturen am Anfang der Handschrift: vier Evangelistenbildern (fol. 1 r-2 v), einem Bildnis Christi (fol. 3 r) und einer Darstellung des Lebensbrunnens (fol. 3 v).
Während des Mittelalters wurde die Handschrift in Saint-Sernin in Toulouse aufbewahrt. Wahrscheinlich ist sie als ein Geschenk von Karls Sohn Ludwig, König von Aquitanien, dorthin gelangt, bevor dieser die kaiserliche Nachfolge als Ludwig der Fromme antrat. Zur Zeit der Französischen Revolution befand sie sich im Museum in Toulouse; 1811 wurde sie der Sammlung Napoleons eingefügt und schließlich, 1872, an die Bibliothèque Nationale gegeben.

I Der thronende Christus

Die starre Frontalität des thronenden, segnenden Christus ist sehr auffallend, besonders im Gegensatz zu den vorausgehenden Seiten: Diese zeigen die vier Evangelisten in verschiedenen Stellungen, wie sie in ihrer Niederschrift innehalten, um Inspiration von ihren Symbolen zu empfangen. Das Bildnis Christi kam der Neigung des Buchmalers zu flächenhafter Darstellung mehr entgegen als die Wiedergabe verschiedenartig bewegter Figuren, ein Problem, das in den Evangelistenbildern nicht ganz gelöst worden ist. Die Christusminiatur bildet ein dichtes Gefüge aus Linien und sanft abgestimmten Farben. Restelemente von Landschaft und Architektur verbinden sich mit rein ornamentalen Feldern, Beschriftung und Rahmen zu einem teppichartigen Grund, von dem die Figur abgehoben ist durch ihren Umriß, durch die formelhafte Linienführung von Mantel und Tunika und vor allem durch das lichte Inkarnat von Gesicht, Händen und Füßen. Eine Helldunkel-Modellierung verleiht dem Inkarnat Substanz.
Körperliche Gegenwart dieser Art war neu für den karolingischen Norden und verrät, ebenso wie der bannende Blick, die Abhängigkeit des Malers von Italien und Byzanz. Während seines Aufenthaltes in Italien dürfte Karl der Große eine Handschrift erworben haben, deren Miniaturen als Vorlagen für spätere Arbeiten dienen sollten. Herkunft und Entstehungszeit dieser Handschrift sind noch Gegenstand der Vermutung. Das sanft gerundete Gesicht und die großen Augen des Godescalc-Christus, bereits vertraut aus Elfenbeinschnitzereien des 6. Jahrhunderts

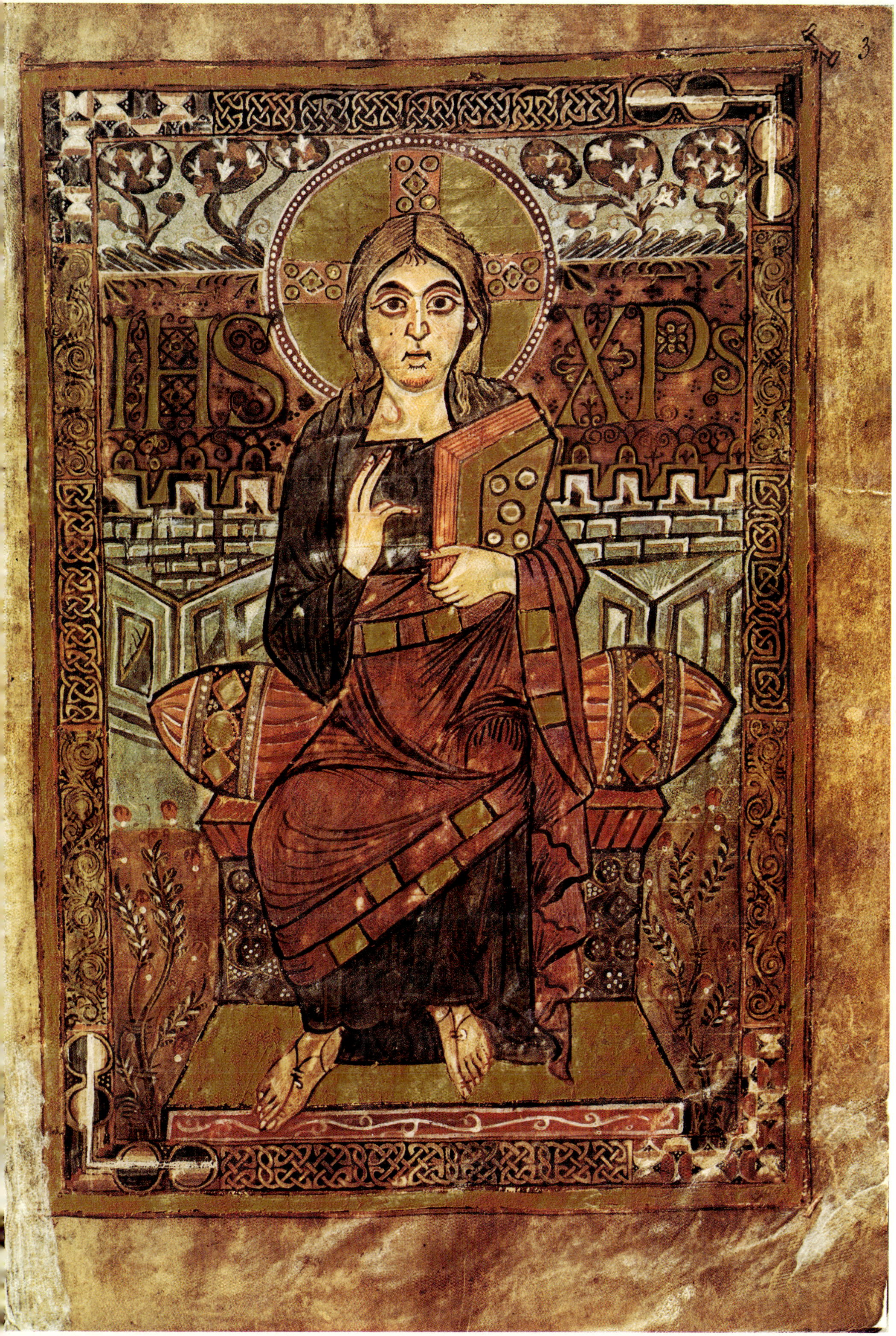
3
IHS
XPS

wie aus ravennatischen Mosaiken, treten auch in italienischen Fresken des 8. Jahrhunderts auf, die von byzantinischem Einfluß bestimmt sind. Es ist deshalb wahrscheinlich, daß der karolingische Künstler seine Anregung aus einer Tradition empfing, die damals jenseits der Alpen noch lebendig war. Dessenungeachtet muß das Vorbild ihm eine außergewöhnliche Aufgabe gestellt haben. Nicht vertraut mit der mediterranen Kunst der Figurendarstellung, mühte er sich, sie zu meistern, und verband das Gelernte mit dem ihm eigenen Sinn für Ornament und Muster, um ein Werk zu schaffen, das seines Auftraggebers würdig war. Es enthält im Keim bereits die künftigen Bestrebungen und Ergebnisse der Hofschule Karls des Großen. [fol. 3 r]

2 Lebensbrunnen

Das seltene Thema des Lebensbrunnens erscheint hier zum erstenmal in der karolingischen Kunst. Da es in Beziehung zur Taufe steht, hat man in dieser Darstellung eine Anspielung auf das Taufbecken im Baptisterium des Lateran in Rom sehen wollen, wo wahrscheinlich der Sohn Karls des Großen getauft worden ist. Der Ausgangspunkt für Bildwiedergaben des Lebensbrunnens in der Buchmalerei ist jedoch wesentlich älter. Obwohl nur in östlichen Handschriften erhalten, war der Lebensbrunnen ein Sinnbild der Evangelien als der Quelle des Ewigen Lebens und wurde deshalb der Folge der Kanontafeln zugeordnet.

Die ursprüngliche Bedeutung des Themas erscheint im Godescalc-Evangelistar abgewandelt. Der Lebensbrunnen ist zu der benachbarten Seite in Beziehung gesetzt durch eine gleichartige Rahmung und durch die goldene Beschriftung oberhalb seines Daches; diese bringt die Überschrift (Incipit) der Weihnachtsperikope (Matth. 1:18-21), die auf der gegenüberliegenden Seite beginnt (Tafel 3). Beide Seiten ergänzen einander, indem sie auf Christi Geburt als Brunnen des Lebens verweisen. Verschiedene Tiere umgeben das Bild des Brunnens: Vögel von benennbarer Gattung, aber mit alten, auf das Paradies bezogenen Nebenbedeutungen, und ein Hirsch, der den Durst der Menschheit nach dem Wasser der Erlösung (Psalm 42) versinnbildlicht. Tiere und Brunnen bilden ein flächiges, aber farbenprächtiges Muster, während das Muster aus Initiale, Buchstabe und Ornament zum abstrakten Gegenwert eines Bildes geworden ist.

Die Nebeneinanderstellung der beiden Seiten ist wohl deshalb so wirkungsvoll, weil der Maler des Lebensbrunnens fast alle jene Reste räumlicher Tiefe außer acht ließ, die in seiner Vorlage sicher noch vorhanden waren. Ein späterer Künstler der Hofschule Karls des Großen hatte mehr Sinn für diese räumlichen Aspekte und übernahm sie mit mehr Sorgfalt, als er das Bild des Lebensbrunnens – das einzige andere erhaltene ganzseitige Exemplar – im Evangeliar von Saint-Médard in Soissons malte. (Miniaturen aus dieser Handschrift siehe Tafeln 4-7) [fol. 3 v]

3 Initialseite zur Weihnachtsvigil

Gold, Silber (durch Oxydation schwarz geworden) und leuchtende Farben auf Purpurgrund sind nicht nur Zeichen äußeren Gepränges. In seinem Widmungsgedicht setzt Godescalc solch einen Glanz in Parallele zum Ewigen Leben, so wie Dagulf, ein anderer Schreiber der Hofschule, in den goldenen Buchstaben die goldenen Worte sah, die das goldene Königreich verheißen. Kostbare Materialien wurden im Mittelalter für Gaben Gottes gehalten, aber um Gottes Wahrheit wahrhaft erstrahlen zu lassen, mußten sie verfeinert und mit Geschick und Kunstfertigkeit bearbeitet werden.

Die Meisterschaft des Schreibkünstlers dieser Seite wurde durch das Studium von Werken aus zwei sehr verschiedenen Welten geprägt: der klaren Capitalis der spätrömischen Antike, vermittelt durch Italien, und den kompliziert verschlungenen Initialen und Initialseiten insularer Handschriften, die irische und anglosächsische Missionare auf den Kontinent gebracht hatten. Die große Initiale, die die Buchstaben I und N in eine Ligatur zusammenfaßt, bildet den Anfang der Worte »In illo tempore« und ist deutlich von insularen Arbeiten abhängig. Aber die Bewegungsenergie, die die insulare Buchmalerei aus der Tradition keltischer und germanischer Metallarbeiten empfing, ist hier besänftigt. Die Initiale ist so gestaltet, daß sie sich dem Rahmen unterordnet; der Bewegungsablauf des feinen, goldenen Rankenwerks, das am oberen und unteren Ende der Buchstaben ansetzt, ist mehr konzentrisch als exzentrisch, und die meisten der ornamentalen Motive, die innerhalb und zwischen den Schäften der Initialen erscheinen – Mäander, Treppenmuster, Palmette und Raute –, sind mittelmeerischen Ursprungs. So besteht kein Mißverhältnis zwischen dem linken Feld und dem rechten mit seinen gleichmäßigen Zeilen von abwechselnd goldenen und silbernen Großbuchstaben und den zwischen die Zeilen eingestreuten kalligraphischen Schnörkeln. Zwei ganz verschiedene Traditionen sind hier zu einer neuen Darbietung von feierlicher Großartigkeit verbunden. [fol. 4r]

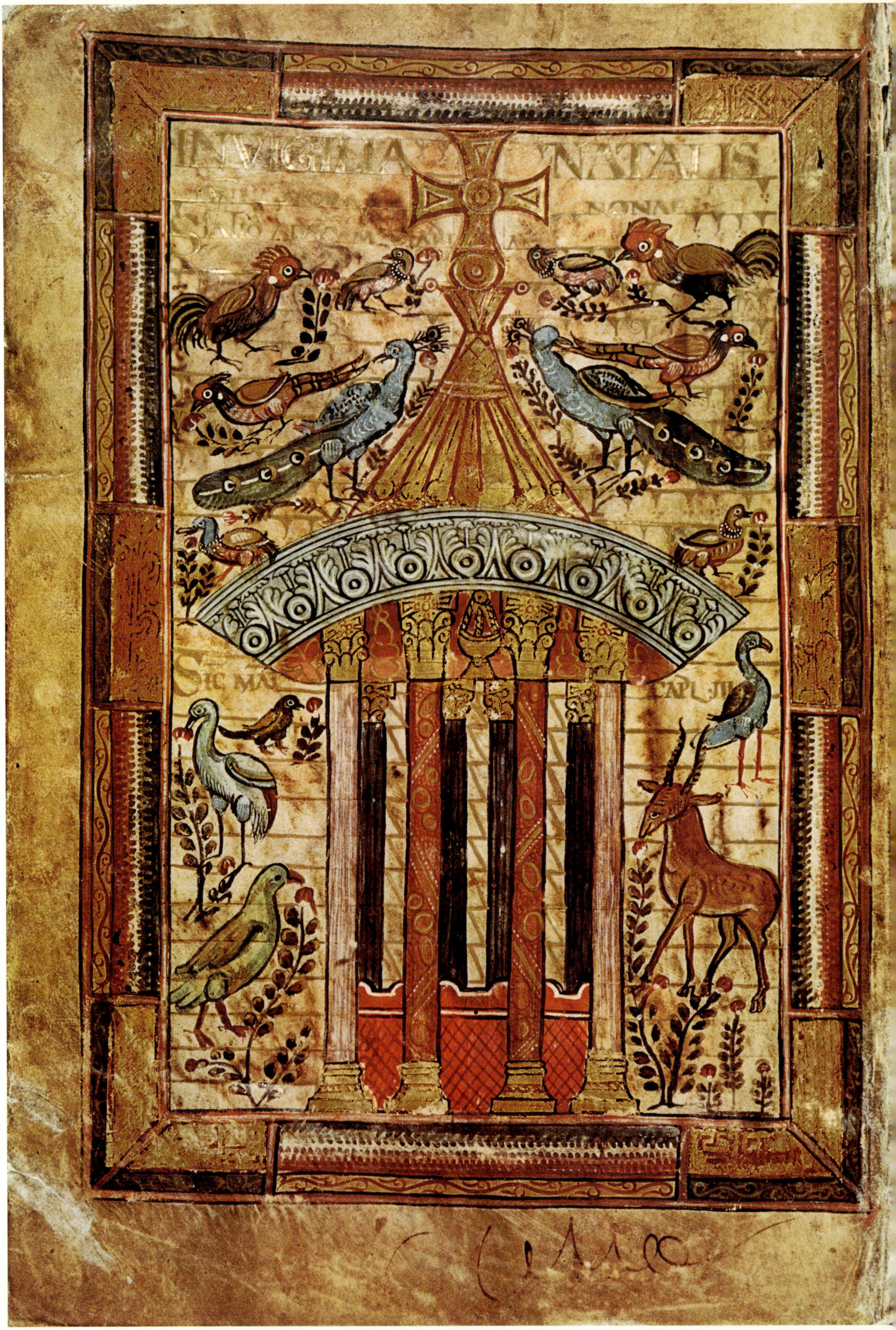
INVIGILIA
NATALIS

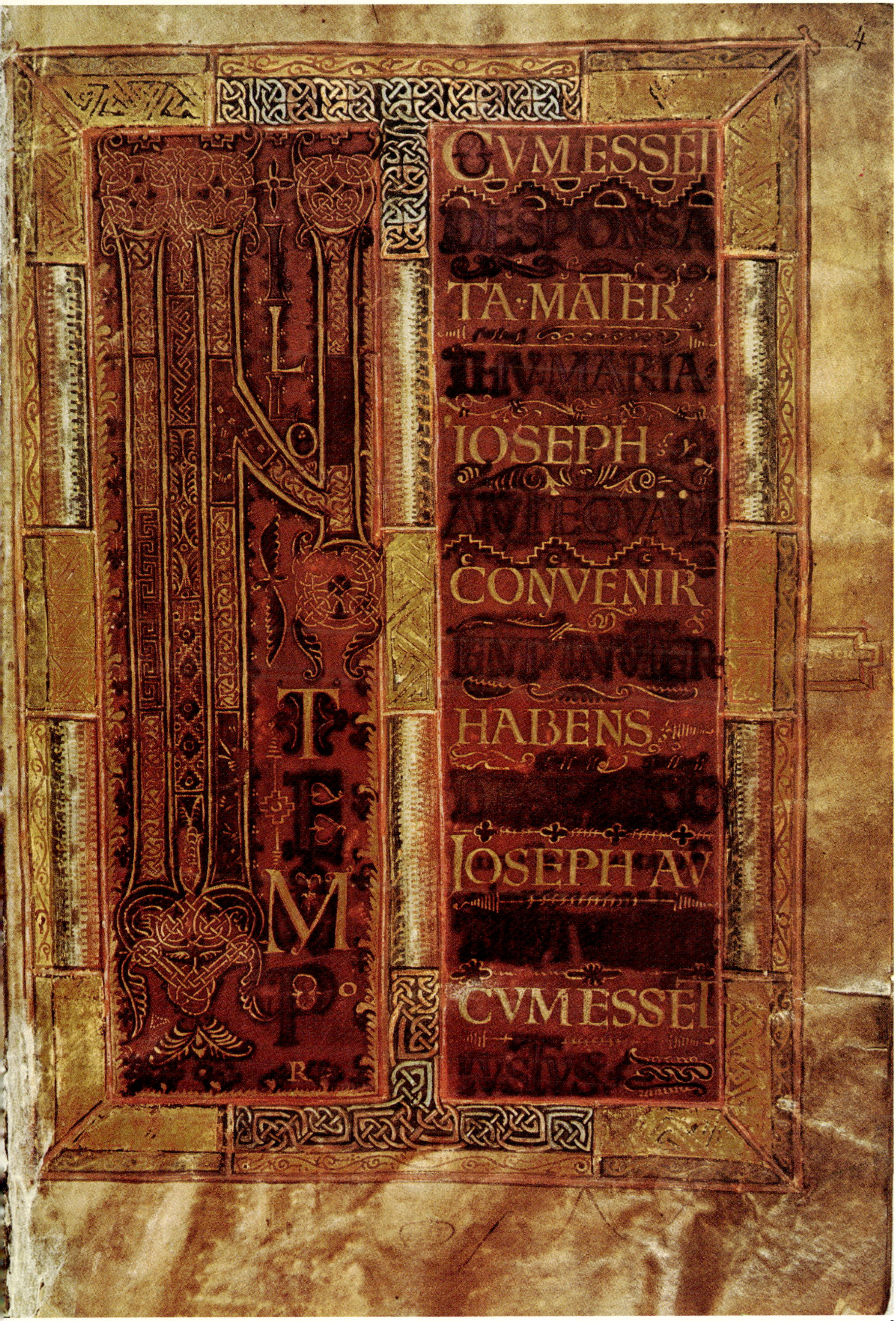
CVM ESSET
TA·MATER
IOSEPH
CONVENIR
HABENS
IOSEPH AV
CVM ESSET

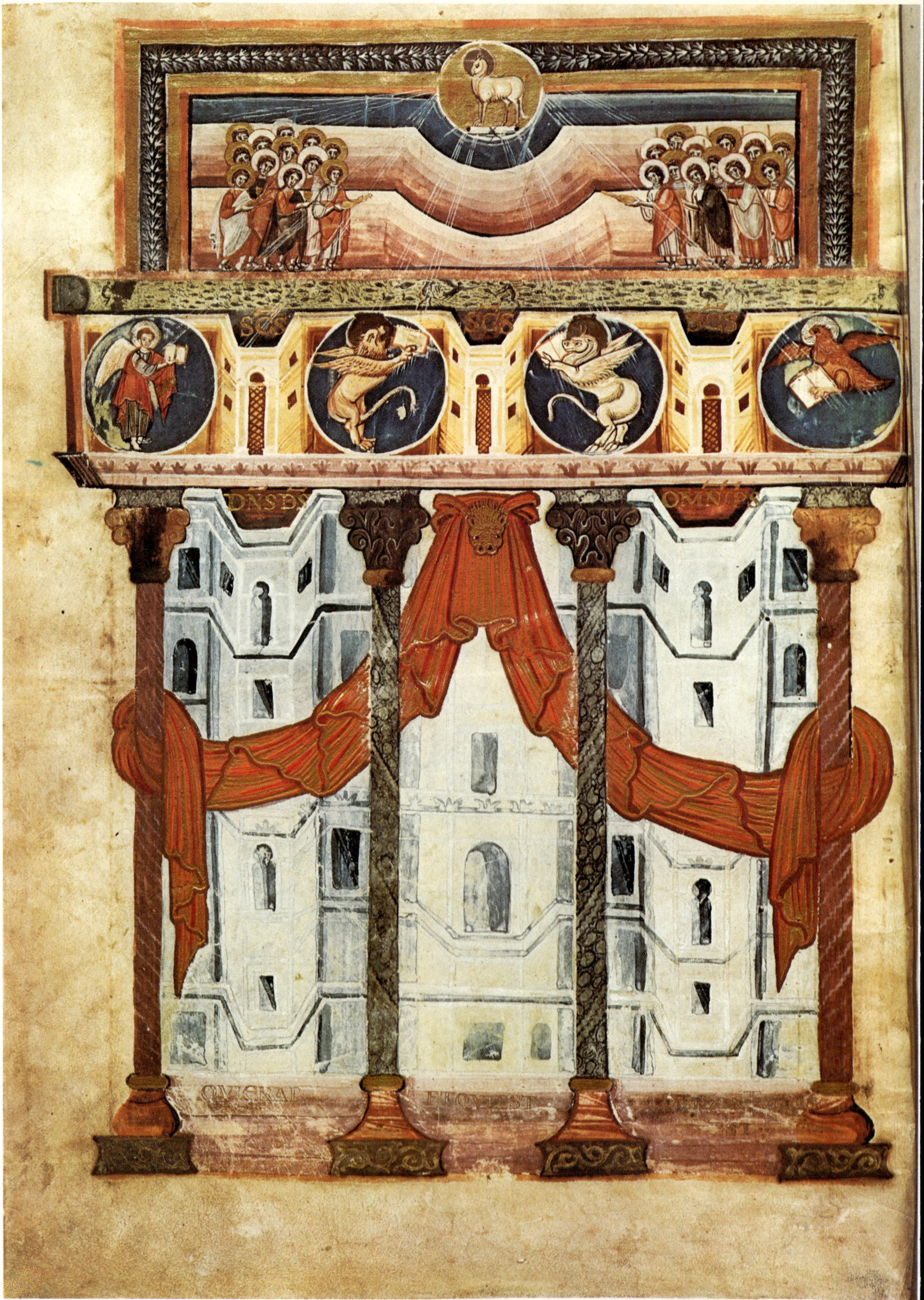
SCS
SCS
SCS
DNSDS
OMNIPS

Evangeliar aus Saint-Médard in Soissons

Hofschule Karls des Großen; frühes 9. Jahrhundert
Paris, Bibliothèque Nationale, Lat. 8850
239 Blatt 362 x 267 mm (stark beschnitten)

Die Evangelien und ihre Vorreden sind in Unzialen mit goldener Tinte auf Pergament geschrieben, Überschriften durch Kapitalen hervorgehoben. Die Seiten haben zwei Textkolumnen, die von Zierrahmen eingefaßt werden. Das Capitulare Evangeliorum (fol. 223 r–239 v) ist in goldenen Minuskeln geschrieben ohne Rahmen. Die Ausschmückung besteht aus zwölf Kanontafeln (fol. 7 r–12 v) und sechs Miniaturen: die Anbetung des Lammes (fol. 1 v), der Lebensbrunnen (fol. 6 v) und vier Evangelistenbilder (fol. 17 v, 81 v, 123 v, 180 v). Jedem Evangelistenbild ist als Rectoseite eine ornamentierte Initialseite gegenübergestellt. Die Initialseiten zu Markus, Lukas und Johannes enthalten auch figürliche Darstellungen.
Einem Text von 930 zufolge wurde die Handschrift von Ludwig dem Frommen und seiner Gemahlin Judith Ostern 827 der Kirche Saint-Médard in Soissons geschenkt. Sie wurde nach 1790 nach Paris verbracht und gelangte im 19. Jahrhundert in die Bibliothèque Nationale.

4 Die Anbetung des Lammes

Die Miniatur steht vor dem Prolog des hl. Hieronymus und bezieht sich auf seine Argumentation in der Frage der Authentizität der vier Evangelien, die sich auf das Erscheinen ihrer Sinnbilder in Kapitel 4 und 5 im Buch der Offenbarung Johannis stützt.
Vier Säulen und ein Vorhang, der von einem Löwenkopf zwischen den mittleren Säulen herabhängt und dessen Enden um die äußeren Säulen geschlungen sind, bilden eine Schranke, hinter der die Ansicht eines Hofes erscheint. Seine vielfenstrige Mauer zeigt vor- und zurücktretende Elemente, die nicht eindeutig zu definieren sind, weil die perspektivische Anlage und die Schattengebung einander widersprechen. Die Säulen tragen einen Überbau, der von dem Lamm Gottes in einem goldenen Medaillon beherrscht wird. Hiervon gehen Strahlen aus zu den vierundzwanzig Ältesten (Off. 4:4–5, 10), die vor einer in zwei Ränge gegliederten Raumschale stehen, die in der Mitte in eine apsisähnliche Rundung zurückweicht. Die Deckplatte des darunter ruhenden Architravs enthält eine Meeresdarstellung mit Fischen, Wasservögeln und Fischern: das ›Gläserne Meer‹ der Apokalypse (Off. 4:6). Der Architrav selbst ist wieder als architektonische Szenerie gestaltet. Die vorspringenden Bauteile sind mit Medaillons besetzt, die die vier Lebewesen der Apokalypse als Sinnbilder der vier Evangelisten zeigen. Ihr Ausruf: »Heilig, heilig, heilig ist Gott der Herr, der Allmächtige, der da war, und der da ist, und der da kommt« (Off. 4:8) erscheint in goldenen Buchstaben in den Freiräumen an der Oberkante der beiden Mauerzüge und auf den Stufen hinter den Säulenbasen.
Eine einmalige und eigenständige Schöpfung, geht diese großartige Verbildlichung der Wiederkunft am Ende der Zeiten doch auf ältere Bildquellen zurück. Die Mauern der Himmelsstadt erinnern an die antike Bühnenwand, vermittelt wahrscheinlich durch byzantinische Buchmalerei; das seltsame Eindringen eines Seestückes in einen Bestandteil der Architektur findet sich auch auf den Kanontafeln

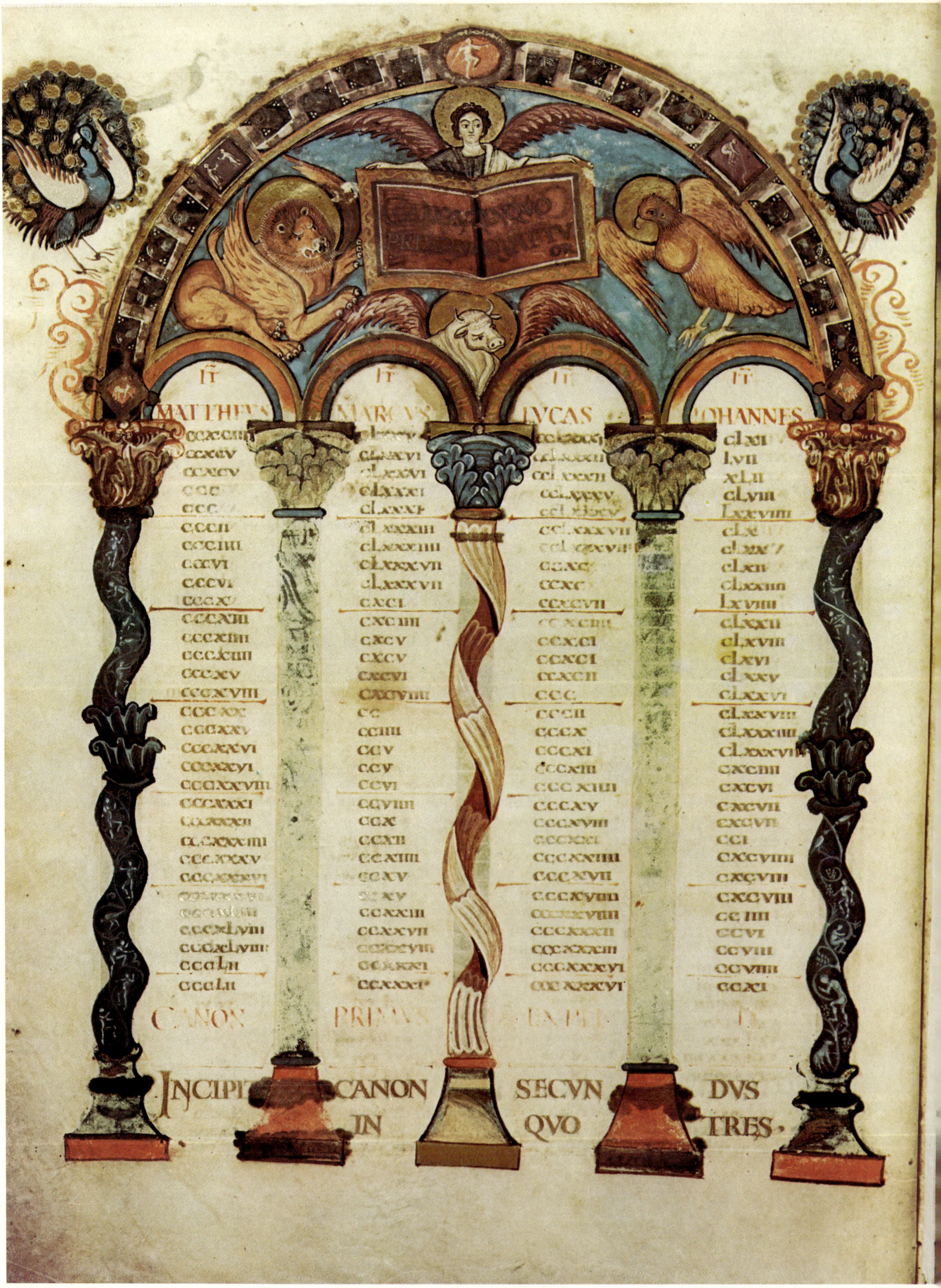
MATTHEVS
MARCVS
LVCAS
IOHANNES
CANON
PRIMVS
INCIPIT CANON SECVNDVS
IN QVO TRES

5

des armenischen Mlkhe-Evangeliars aus dem 9. Jahrhundert; doch weist das apokalyptische Thema der karolingischen Miniatur auf westlichen Ursprung, wie auch die Anordnung der Ältesten bei der Anbetung des Lammes an Kompositionen auf mosaizierten Triumphbögen frühchristlicher Kirchen Roms denken läßt. [fol. 1 v]

5 Kanontafel

Die Kanontafeln stellen eine Konkordanz aller bezifferten Abschnitte der vier Evangelien auf, um Stellen gleichen und abweichenden Inhalts auffindbar zu machen. Das System wurde von Eusebius, Bischof von Cäsarea in Palästina, zwischen 314 und 331 erfunden.

Die Ausschmückung von Kanontafeln mit architektonischer Rahmung geht ins 4. Jahrhundert zurück. Anzahl und Form dieser Rahmen jedoch wie auch die Tiere und Pflanzen, die oberhalb des Bogens oder Bogenfeldes verteilt sind, variieren entsprechend dem wechselnden Stil, dem diese Gewohnheit sich jeweils anpaßte. Die Kanontafeln in einem frühen Evangeliar der Hofschule Karls des Großen (Paris, Bibliothèque de l'Arsenal 599) zeigen noch flache Formen sowie Motive, die aus der insularen Buchmalerei abgeleitet sind. Aber bald darauf werden antike Motive mit wachsender Geschicklichkeit verwendet, bis dann im Soissons-Evangeliar die volle Beherrschung eines aus byzantinischen und italienischen Vorbildern zusammengetragenen ornamentalen Formenschatzes erreicht ist.

Die Abhängigkeit von Rom wird auch in den gewundenen Säulen deutlich; die beiden äußeren sind mit kleinen, Trauben erntenden Figuren geschmückt. Sie erinnern an die berühmten Weinrankensäulen der Altarschranke von Alt-St. Peter in Rom, die im 17. Jahrhundert Berninis großes Bronzeziborium über dem Grab des Apostels inspirierten. Ebenso wie diese Spiralsäulen dem ästhetischen Empfinden des Barock entgegenkamen, müssen sie auch – abgesehen von ihrem Bezug zu einem verehrten christlichen Denkmal – dem Sinn des karolingischen Buchmalers für Bewegung und für außergewöhnlichen Schmuck entsprochen haben. Der gleiche Geschmack zeigt sich auch in der widersinnigen Anbringung nachgeahmter Gemmen auf dem Mäanderornament des Bogens.

Die Verwendung des Bogenfeldes für die Darstellung der Evangelistensymbole ist eine mittelalterliche Erfindung, deren Entwicklung man anhand der Evangeliare der Hofschule verfolgen kann. Anfangs erscheinen die Symbole gesondert über ihren eigenen Kapitelkolumnen; im Soissons-Evangeliar sind sie dann handelnd in einer Gruppe aufeinander bezogen und halten, jeweils nach besten Kräften, Schriftrollen, Stoffbahnen oder – wie hier – ein geöffnetes Buch, das die Nummer des Kanon zeigt. [fol. 7 v]

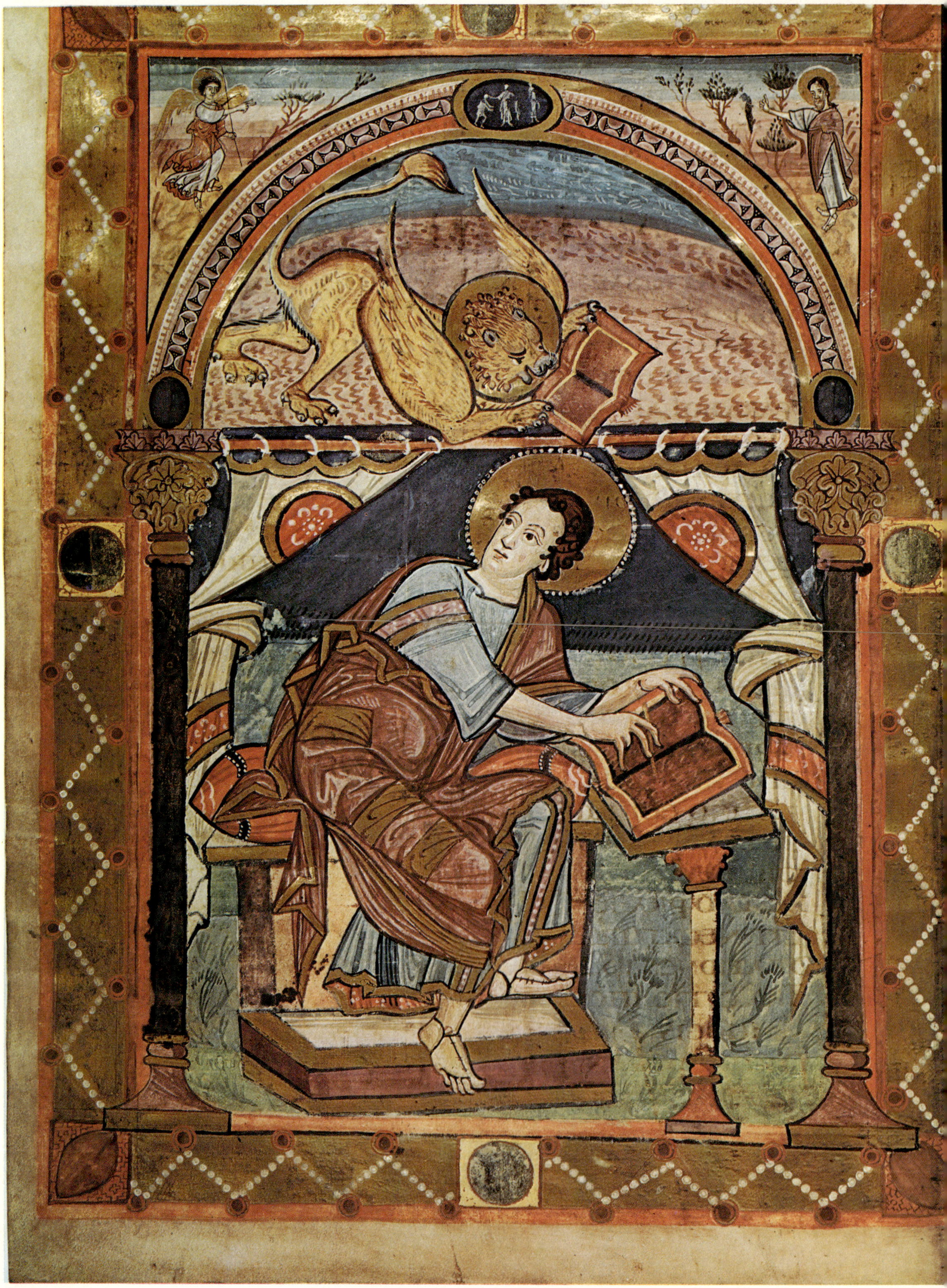

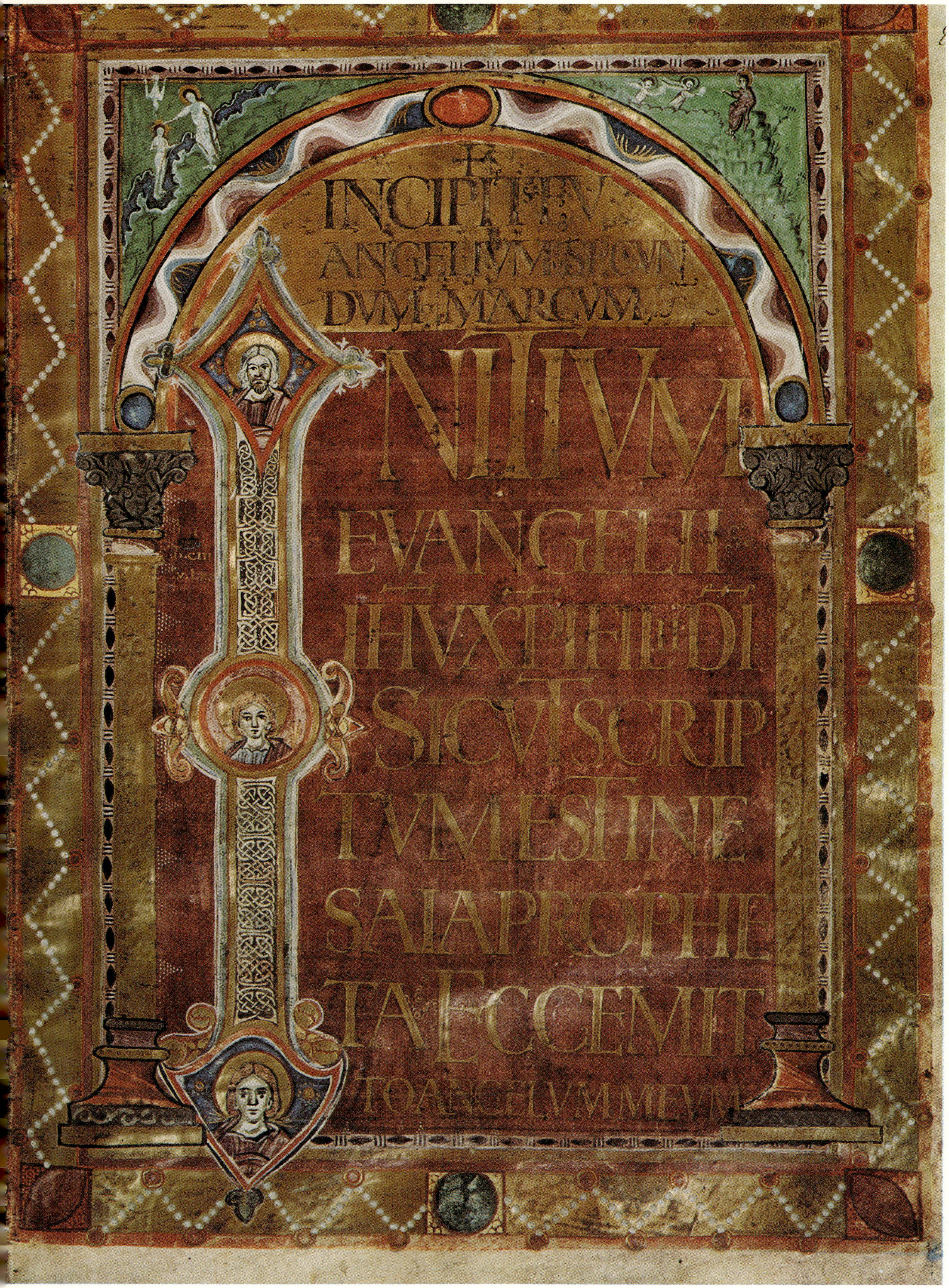
INCIPIT EV
ANGELIVM SECVN
DVM MARCVM
INITIVM
EVANGELII
IHVXPI FILII DI
SICVT SCRIP
TVM EST IN E
SAIA PROPHE
TA ECCE MIT
TO ANGELVM MEVM

6 Evangelist Markus

Im Zeitraum zwischen dem Godescalc-Evangelistar und dem Evangeliar aus Soissons hatten die Buchmaler der Hofschule in der Wiedergabe körperhaltiger Figuren, besonders der Evangelisten, bedeutende Fortschritte gemacht. Gewiß unterstützt durch neue Vorlagen aus dem byzantinischen Bereich, ersannen sie doch gleichzeitig immer wieder Abwandlungen von Haltung, Anordnung und Ausstattung, indem sie Einzelmotive aus den bildlichen Quellen auswählten und andersartig zusammenfügten.

Der Evangelist Markus auf dieser Seite zum Beispiel wiederholt die Haltung des Lukas aus der Godescalc-Handschrift. Doch ist er hier jung dargestellt, nicht als älterer, bärtiger Mann; außerdem hat ihn der Maler zwischen zwei Säulen gesetzt, die von einem Bogen überwölbt sind. Die Arkade ist ein antikes, symbolhaltiges Motiv, das lange verwendet wurde, um den Rang bedeutender Figuren zu unterstreichen. Eine Vorhangstange teilt diese architektonische Einfassung in zwei Bereiche, einen oberen für das Symbol und einen unteren für den Evangelisten. Eine Teilung dieser Art behindert die freiere und intimere Beziehung zwischen Evangelist und Symbol, wie sie in den Evangelistenbildern der Godescalc-Handschrift noch bewahrt ist als ein ferner Nachklang des klassischen Themas des von seiner Muse inspirierten Autors. Hier jedoch ist der Löwe gezwungen, sich vom Himmel herabzubeugen, um dem Evangelisten die ersten Worte des Evangeliums mitzuteilen, die in dem geöffneten Buch verzeichnet sind, das er in den Klauen hält. Inspiration wird hier durch die Handlung des symbolischen Tieres übermittelt und in der Hinwendung des Evangelisten empfangen.

Die diagonal bewegten, doch einander im Gleichgewicht haltenden Figuren bewirken durch ihre Gespanntheit eine Lebendigkeit der Komposition, die – in anderer Tonlage sozusagen – auch das komplizierte Faltenspiel von Tunika und Mantel des heiligen Markus erfüllt. Die Gewänder scheinen einen substanziellen Körper zu umhüllen, doch gehen ihre Lichthöhungen und Schatten über die bloße Definition der natürlichen Form hinaus und haben ein energiegeladenes Eigenleben. Die dynamische Kraft des Ganzen wird jedoch durch die feierliche Schwere lastender Formen und einzelner Ornamentteile gedämpft und durch den schweren goldenen Rahmen zurückgehalten, der mit Perlensträngen und Gemmen besetzt ist, als solle er Metallarbeit nachahmen. Der Rahmen paßt das Bild dem Format der Seite an. In den so entstehenden Zwickeln oberhalb des Bogens bleibt linker Hand Raum für einen Engel, der sich Johannes dem Täufer auf der rechten Seite zuwendet. Die Bedeutung dieser Szene im Zusammenhang mit einem Evangelistenbildnis wird im Kommentar zur gegenüberstehenden Anfangsseite des Textes (Tafel 7) erörtert. [fol. 81 v]

7 Initiale zum Markusevangelium

Die Gegenüberstellung großer Initial-Zierseiten mit Evangelistenbildern hat Vorläufer in insularen Evangelienbüchern, von denen einige in Nachahmung spätantiker Prunkhandschriften auch purpurgefärbte Seiten und metallische Schrift aufweisen. In Werken der Hofschule Karls des Großen jedoch findet man nicht nur eine gesteigerte Verwendung ornamentaler Motive, die unmittelbar mediterranen Vorlagen entnommen sind, sondern auch eine engere Wechselbeziehung zwischen den gegenüberliegenden Seiten, die optisch wie inhaltlich miteinander verbunden werden.

Der Rahmen dieser Initiale ist fast identisch mit dem des Evangelistenporträts; die Bogenstellung des Markusbildes hat hier ihr Gegenstück in der Arkade, die die purpurnen Großbuchstaben auf Goldgrund für das Incipit und die goldenen auf Purpurgrund für die Anfangsworte des Evangeliums überfängt. Die Vertauschung von Silber und Gold auf den Säulen und Kapitellen beider Seiten und die unterschiedlichen Ornamente in den Bögen bringen Abwechslung in das Schema.

Die große Initiale I, mit Flechtwerk von insularem Typus verziert, ragt über den Schriftspiegel hinaus; sie enthält drei nimbierte Brustbilder, die nicht identifiziert sind. Die kleinen Szenen in den Bogenzwickeln veranschaulichen Stellen aus dem ersten Kapitel des Evangeliums: Vers 9 und 10 berichten von der Taufe Christi, dargestellt oben links; Vers 13 erwähnt, daß nach der Versuchung Christi die Engel ihm dienten, wiedergegeben oben rechts. Die Zwickelfiguren auf der Markus-Seite eröffnen diese Szenenfolge: Der Engel, der sich an Johannes den Täufer wendet, illustriert Vers 2, der auch auf den Seiten zu lesen ist, die der Evangelist im Buch aufgeschlagen hat. Während diese Szenen hier durch den Text des Evangeliums erklärt werden können, ist die textliche Grundlage für andere Darstellungen auf den Bildnis- und Initialseiten zu Lukas und Johannes eher in den Vorreden zu den Evangelien als in den Evangelien selbst zu finden. Man hat deshalb daran gedacht, daß diese Szenen hinzugefügt wurden, um die traditionellen Titelbilder und Initialen zu den Kommentaren der Vorreden in Beziehung zu setzen.

Auf jeden Fall bezeugen diese winzigen Darstellungen, zusammen mit dem dürftigen Fragment aus einer verlorengegangenen Handschrift, das die Verkündigung an Zacharias (Luk. 1:11-12) darstellt (London, British Library, Cotton Claudius B.V., fol. 132v), das Vorhandensein erzählender Evangelienillustrationen am Hof Karls des Großen. [fol. 82r]

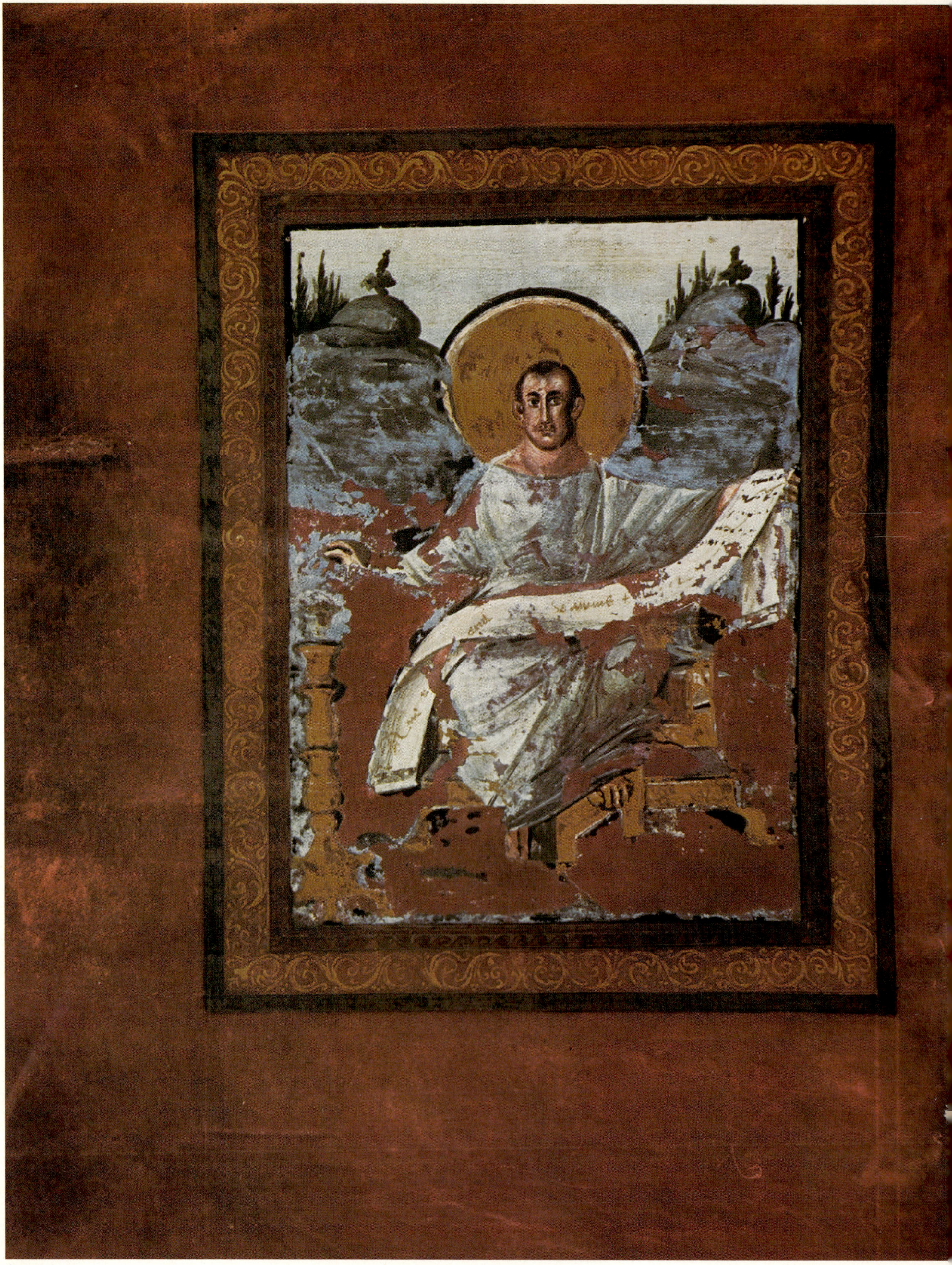

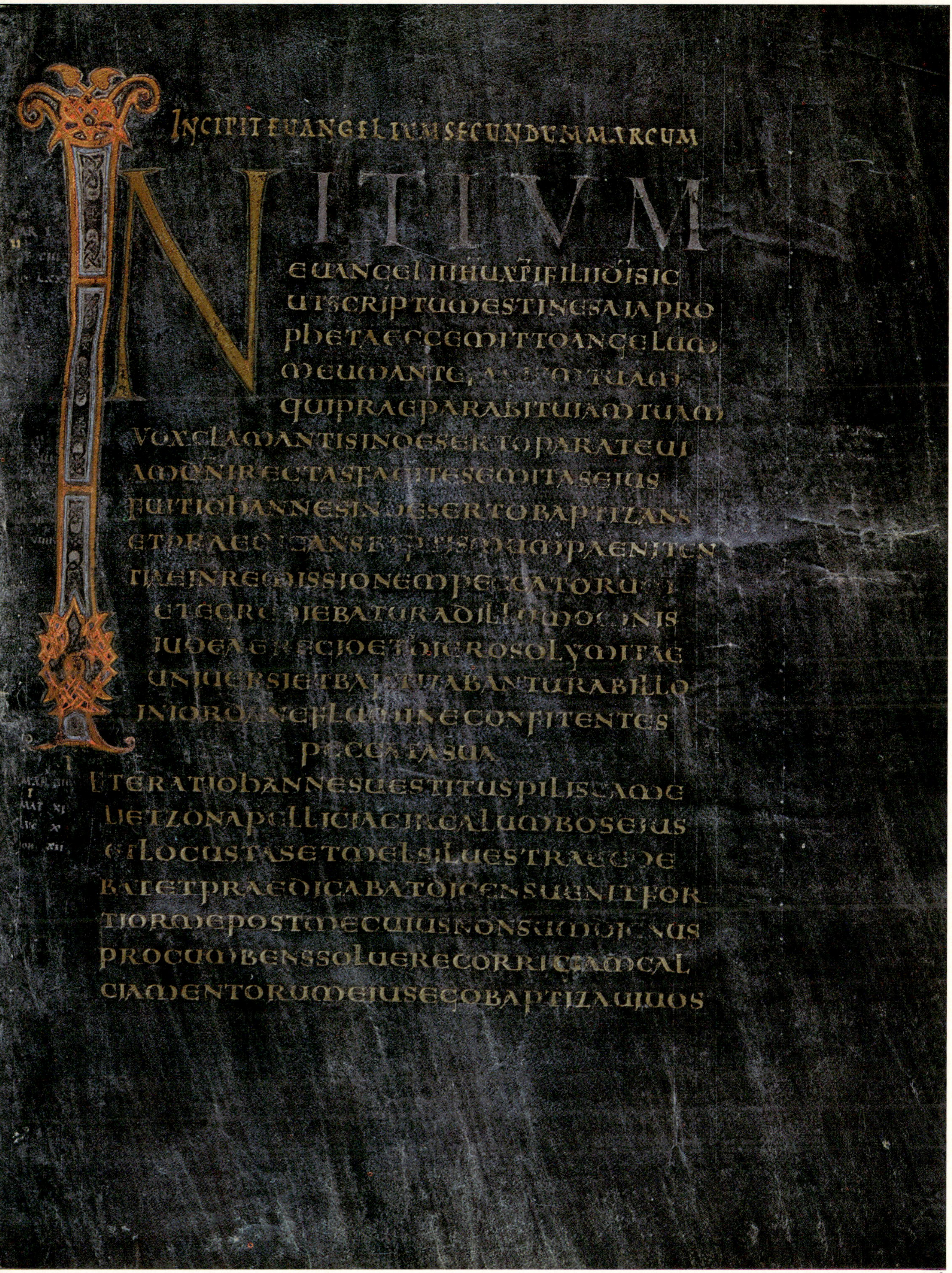
INCIPIT EUANGELIUM SECUNDUM MARCUM
INITIUM
EUANGELII IHU XPI FILII DI SIC
UT SCRIPTUM EST IN ESAIA PRO
PHETA ECCE MITTO ANGELUM
MEUM ANTE [illegible] TUAM
QUI PRAEPARABIT UIAM TUAM
UOX CLAMANTIS IN DESERTO PARATE UI
AM DNI RECTAS FACITE SEMITAS EIUS
FUIT IOHANNES IN DESERTO BAPTIZANS
ET PRAEDICANS BAPTISMUM PAENITEN
TIAE IN REMISSIONEM PECCATORUM
ET EGREDIEBATUR AD ILLUM OMNIS
IUDEAE REGIO ET HIEROSOLYMITAE
UNIUERSI ET BAPTIZABANTUR AB ILLO
IN IORDANE FLUMINE CONFITENTES
PECCATA SUA
ET ERAT IOHANNES UESTITUS PILIS CAME
LI ET ZONA PELLICIA CIRCA LUMBOS EIUS
ET LOCUSTAS ET MEL SILUESTRE EDE
BAT ET PRAEDICABAT DICENS UENIT FOR
TIOR ME POST ME CUIUS NON SUM DIGNUS
PROCUMBENS SOLUERE CORRIGIAM CAL
CIAMENTORUM EIUS EGO BAPTIZAUI UOS

Krönungs-Evangeliar

Hof Karls des Großen; spätes 8. Jahrhundert
Wien, Weltliche Schatzkammer
236 Blatt 324 x 249 mm (oberer Rand beschnitten)

Eine Gruppe von Handschriften, die am Hof Karls des Großen hergestellt wurde und aus vier erhaltenen Evangeliaren und einem Einzelblatt besteht, führte einen spätantiken Malstil ein, der für den Norden neu war und völlig verschieden von dem Stil der eigentlichen Hofschule. Das Krönungsevangeliar ist die erste Handschrift dieser Gruppe.

Die Pergamentblätter sind purpurgefärbt und zeigen eine Textkolumne in Gold, in der Art spätantiker Prunkhandschriften. Der Evangelientext ist in Unzialen, die Incipit-Zeilen, Einleitungen, Vorreden und das Capitulare Evangeliorum (Perikopenliste) sind in Capitalis Rustica geschrieben. Für Überschriften von Seiten und alle Incipit-Zeilen, ausgenommen jene der Evangelien, ist silberne Tinte verwendet. Der Name Demetrius Presbyter erscheint in goldener Capitalis Rustica als Eintrag am Rand von fol. 118r. Die Ausschmückung besteht aus sechzehn Kanontafeln (fol. 7r-14v), vier Evangelistenbildern (fol. 15r, 76r, 117v, 178v) und vier Initialen von bescheidener Größe auf der Anfangsseite jedes Evangeliums (fol. 16r, 77r, 118r, 179r).

Die Legende will, daß der deutsche Kaiser Otto III. die Handschrift auffand, als er im Jahr 1000 das Grab Karls des Großen in Aachen öffnen ließ. Die deutschen Kaiser schworen ihren Krönungseid auf diesen Codex, der zu einem Bestandteil des Schatzes der Reichsinsignien geworden war. Während der Revolutionskriege wurde das Evangeliar aus Aachen entfernt und 1811 nach Wien gebracht.

8 Evangelist Markus

Als mächtige Gestalt, gekleidet in weich fallende Gewänder, sitzt der Evangelist Markus vor einer bergigen Landschaft, die mit breiten impressionistischen Pinselstrichen gemalt ist. Er schaut ruhig auf den Betrachter, seine erhobene Linke hält ein Schriftband, das sich über sein Knie hinweg entrollt, während seine Rechte die Feder in ein Tintenfaß taucht, das links im Bild auf einem Ständer steht. Gäbe es nicht den übergroßen Nimbus, könnte man glauben, einen antiken Schriftsteller vor sich zu sehen, der, gelassen und völlig in sich ruhend, der Inspiration durch ein Symbol nicht bedarf.

Der Gegensatz zu Evangelistenbildern aus der eigentlichen Hofschule ist auffallend. Während jene, aus vielen verschiedenartigen Quellen angeregt, zu Bildnissen von stilisierter, entrückter Großartigkeit gestaltet wurden, scheint hier das antike Menschenbild spontan wiedererstanden zu sein. Die Figur ist mit Hilfe hellerer und dunklerer Tönungen der Grundfarben modelliert, wie in der antiken Malerei. Die Festigkeit und Monumentalität der Gestalt haben zu der Vermutung geführt, der Künstler könnte ein Wandmaler gewesen sein. Wenn dies zutrifft, wußte er sich sehr gut auf Buchmalerei umzustellen. Die überlegte Plazierung des Bildes auf der Seite erlaubt breite Randstreifen, eine Verfahrensweise, die in spätantiken Codices üblich war. Die Bordüre, in den Handschriften der Hofschule Teil eines ornamentalen Ganzen, übernimmt hier noch einmal die Funktion eines Bilderrahmens; sie besteht aus gerolltem Blattwerk und Volutenreihen von fast klassischer Reinheit.

Daß ein solches Werk unter der gleichen Ägide entstehen konnte wie die Arbeiten der Hofschule, bezeugt die Spannweite der künstlerischen Möglichkeiten unter

Karl dem Großen und seinen Ratgebern. Zu diesen zählte Einhard, der sein Biograph werden sollte. Er leitete die Werkstätten des Hofes, als diese Handschrift angefertigt wurde, und hat aller Wahrscheinlichkeit nach auch die Illuminatoren des Krönungsevangeliars an den Hof berufen. Das auf die Vergangenheit gerichtete Ideal spätklassischer Kunst hat durch sie im Norden dauernden Einfluß gewonnen. [fol. 76 v, Farbverluste]

9 Anfang des Markusevangeliums

Vornehme Zurückhaltung charakterisiert diese Seite. Obwohl sie dem Porträt des Evangelisten Markus gegenüberliegt, ist keinerlei Anstrengung unternommen worden, beide Seiten durch Gleichheit der ornamentalen Muster oder durch thematische Wechselbeziehung zu verbinden, wie es in den Evangeliaren der Hofschule Karls des Großen gebräuchlich war. Statt dessen wird die Autonomie von Bild und Text jeweils durch die Verwendung verschieden getönten Pergaments unterstrichen. Nur eine Gemeinsamkeit besteht hier: die Beschränkung des Schriftspiegels auf ein Feld, dessen Maße denen des gerahmten Porträts auf der linken Seite entsprechen und Randstreifen gleicher Proportionierung erzeugen. Im übrigen besteht jede Seite für sich allein, entsprechend dem Ziel von Buchmaler und Schreiber, die – jeder in seinem eigenen Medium – ein Buch gestalten wollten, das spätantike Tradition aufnehmen und übertreffen sollte. Die Form der Unzialschrift zeigt wesentlich mehr Verwandtschaft zu italienischen Arbeiten des sechsten Jahrhunderts als zu den zeitgenössischen Unzialbuchstaben der Schreiber der Hofschule. Diese verwendeten auch nicht die altmodische Form der Capitalis Rustica für das Incipit der Evangelien, wie es hier der Fall ist.

Die Initiale jedoch ist ein Zugeständnis an den karolingischen Geschmack. In ihrem Flechtwerk ist insulare Phantasie noch wirksam, doch stellt sie erwiesenermaßen eine Abwandlung von Beispielen dar, die der Schreiber mit Sicherheit in frühen Handschriften der Hofschule vorgefunden hat. Aber er beruhigt ihre Formen und harmonisiert sie mit dem gemessenen Rhythmus seiner Buchstaben, um die klassische Strenge in der Konzeption der Seite zu erhalten.

Diese Kenntnis von frühen Arbeiten der Hofschule, die auch in engen Parallelen bei Textvarianten sowie der Auswahl und Gliederung des Stoffes der Vorreden nachzuweisen ist, bestätigt die nahe Nachbarschaft des Krönungsevangeliars zum Hof Karls des Großen wie auch seine Datierung vor 800. Aber im Vergleich mit den üppig gerahmten Zierseiten der eigentlichen Hofschule bildet dieses Werk ein kraftvolles, konkretes Lehrstück für die Wiedereroberung antiker Form. [fol. 77 r]

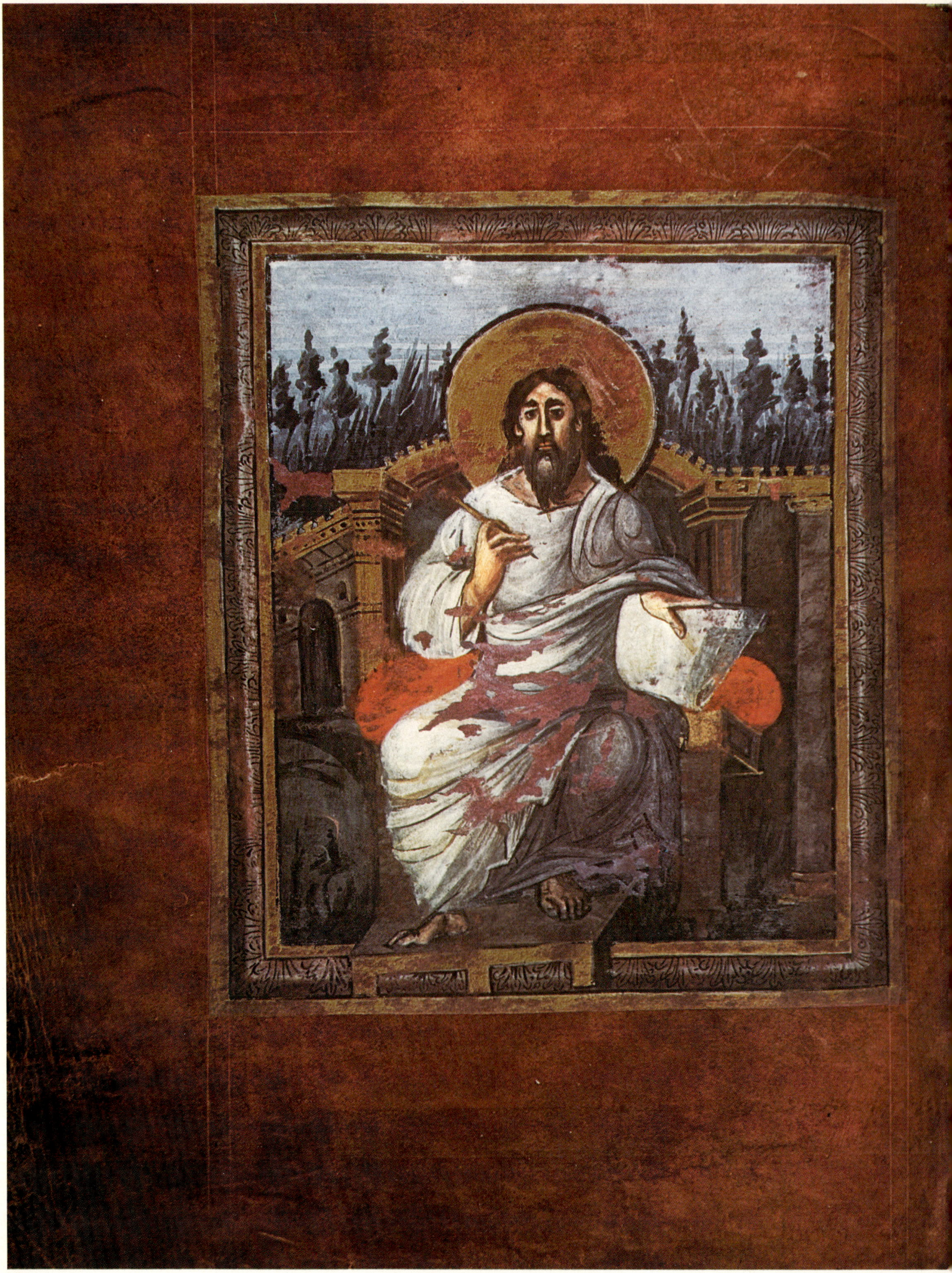

10 Evangelist Johannes

Die illusionistische Technik, die der Maler des Markusbildes mit so großer Überlegenheit beherrscht, wird auf diesem Bild des Evangelisten Johannes, das von einer anderen Hand stammt, durch feine schwarze Linien modifiziert. Dieser Künstler läßt auch den eigentlichen Sinn des Rahmens außer acht, indem er die Fußbank des Evangelisten aus dem Bild hinausprojiziert, in einem mehr mittelalterlichen als antiken Empfinden.

Trotzdem war er in der gleichen hellenistischen Tradition spätantiker Malerei ausgebildet wie der Darsteller des Markus, und beide müssen Fremde gewesen sein, die von südlich der Alpen an den Hof Karls des Großen gerufen wurden. Ihre genaue Herkunft bleibt eine der schwierigsten Fragen, die die Kunst des frühen Mittelalters aufwirft. Keine erhaltene italienische Arbeit des späteren 8. Jahrhunderts bietet befriedigende Vergleiche, und der Charakter der Stilrichtungen in der Kunst des griechischen Ostens, wo damals der Bilderstreit herrschte und Massenzerstörungen heiliger Bilder stattfanden, ist noch großenteils Gegenstand von Vermutungen.

Ungeachtet dieser Tatsachen wurden die beiden Illuminatoren des Krönungsevangeliars sicher in einer Werkstatt geschult, deren Anliegen es war, die Idealvorstellungen der spätantiken Kunst weiterzutragen; einige Anzeichen sprechen für eine byzantinisch bestimmte Umgebung. Das Fehlen der Evangelistensymbole ist ein charakteristisches Merkmal des Frühbyzantinischen, und die szenische Ausgestaltung mit Architekturelementen, die – wie auf dieser Seite – eine raumhaltige Nische für sitzende Apostel vorsieht, findet sich zum Beispiel in einem Evangeliar aus Konstantinopel (Berg Athos, Stauronikita, Cod. 43). Dieses datiert zwar aus dem 10. Jahrhundert, verrät aber in seinem Stil ein wesentlich älteres Vorbild. Die Eintragung des griechischen Namens Demetrius Presbyter in lateinischen Buchstaben auf dem Rand der ersten Seite des Lukasevangeliums könnte ebenfalls ein Hinweis sein. Es ist auf jeden Fall höchst wahrscheinlich, daß die Maler Griechen waren. Ob sie unmittelbar aus dem Osten kommend am Hof Karls des Großen eintrafen oder nach einem längeren Aufenthalt in Italien, werden wir voraussichtlich nie erfahren. [fol. 178 v]

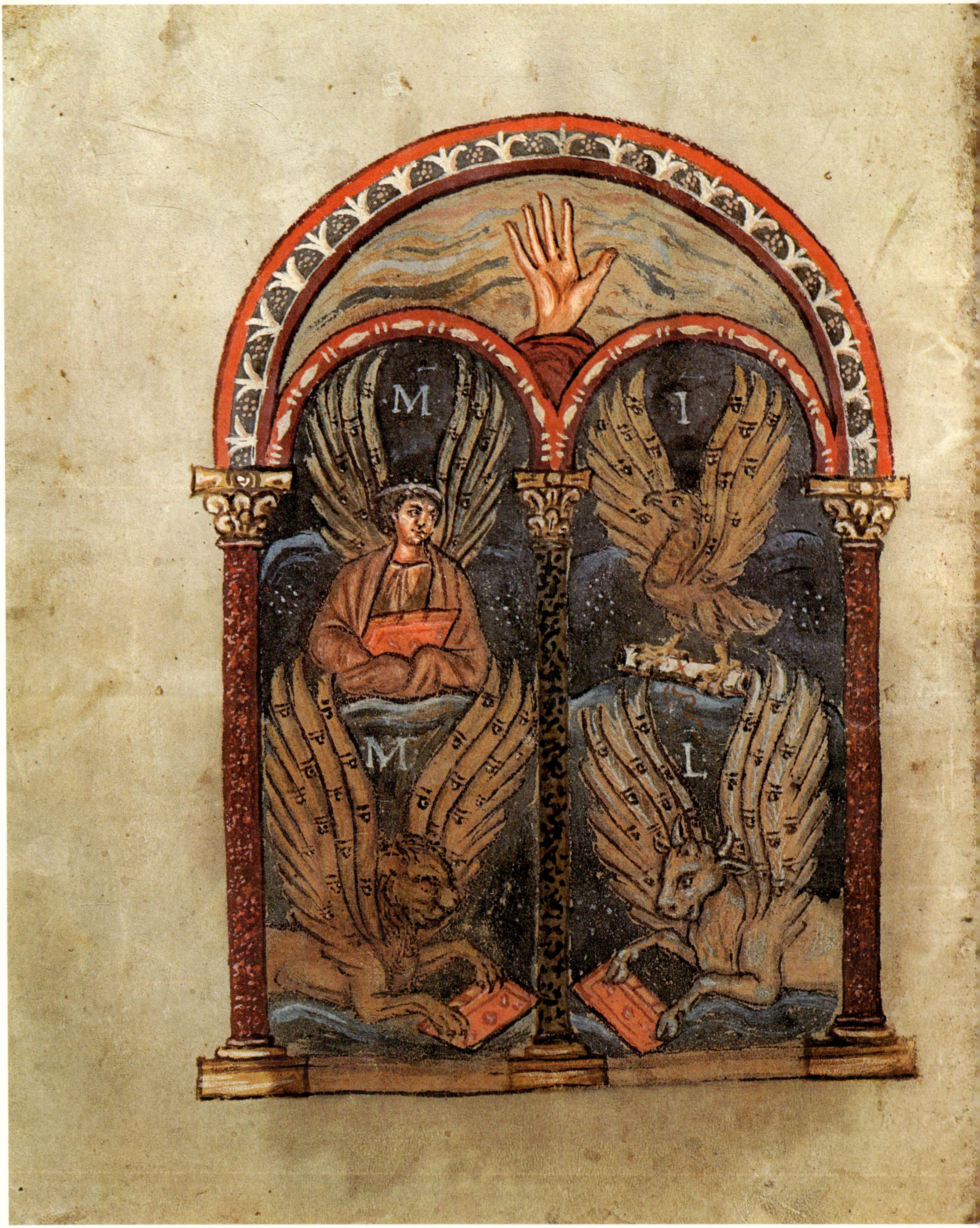
M
I
M
L

Evangeliar

Fleury; um 820
Bern, Burgerbibliothek, Cod. 348
219 Blatt 248 x 198 mm

Die Evangelien sind mit brauner Tinte in Minuskeln geschrieben. Für Incipit-Zeilen, Überschriften usw. werden Unzialen und Kapitalen verwendet. Der Schmuck besteht aus fünfzehn Kanontafeln (fol. 1r–8r) und einer Miniatur, die die Hand Gottes und die vier Evangelistensymbole wiedergibt (fol. 8v). Bis in das spätere 16. Jahrhundert ist die Geschichte der Handschrift unbekannt. Damals gehörte sie dem französischen Sammler J. Bongars, dessen Erben sie im 17. Jahrhundert nach Bern brachten.

11 Die Hand Gottes und die Symbole der vier Evangelisten

An Stelle einzelner Evangelistenbilder enthält diese Handschrift nur eine Miniatur für alle vier Evangelien. Von einem Architekturrahmen umschlossen, der Arkadenformen der voraufgehenden Kanontafeln wiederholt, erheben sich die Evangelistensymbole über Wolkenbänken vor einem mit Sternen geschmückten blauen Himmel, darüber ragt die Hand Gottes vor blauen und rosa Wolkenstreifen auf.
Obwohl weniger gewandt in der Technik illusionistischer Malerei als die Meister des Krönungsevangeliars (Tafel 8, 10), gelang dem Maler mit koloristischen Mitteln doch ein Eindruck gerundeter Oberflächen, besonders in der Figur des ›Menschen‹ als Symbol des Matthäus. Er muß nach einer sehr guten Vorlage gearbeitet haben, die den apokalyptischen Charakter der Symbole mehr betonte als ihre Verbindung mit den Evangelisten. Von jeder anderen bekannten karolingischen Darstellung abweichend, tragen hier die Flügel der Symbole Augen und sind dreigeteilt, wie im Buch der Offenbarung (4:6, 8) beschrieben. Derartige Tiere mit dreigeteilten Flügeln und ohne Heiligenschein treten auch in italienischen Mosaiken des 5. Jahrhunderts auf und bilden einen Hinweis auf Alter und Herkunft der Vorlage. Die Hand Gottes erscheint ebenfalls häufig in der frühchristlichen Kunst als Sinnbild seines Wortes und seiner Macht, ein Sinngehalt, der auf dieser Seite noch immer lebendig ist.
Das Entscheidende für die Abwendung von dem gewöhnlichen Bildprogramm der karolingischen Evangelienbücher ist jedoch nicht die Vorlage, sondern die Herkunft der Handschrift aus Fleury. Das Kloster gehörte zur Diözese des Bischofs Theodulf von Orléans, der als Verfasser der ›Libri Carolini‹ erwiesen ist. Dieser Traktat wendet sich gegen die Entscheidung des Konzils von Nicäa (787), das die Bilderverehrung in Byzanz wieder eingeführt hatte. Die künstlerische Ausstattung aller Arbeiten, die man Theodulfs Auftrag zuschreiben kann, reflektiert die gleiche ablehnende Haltung. [fol. 8v]

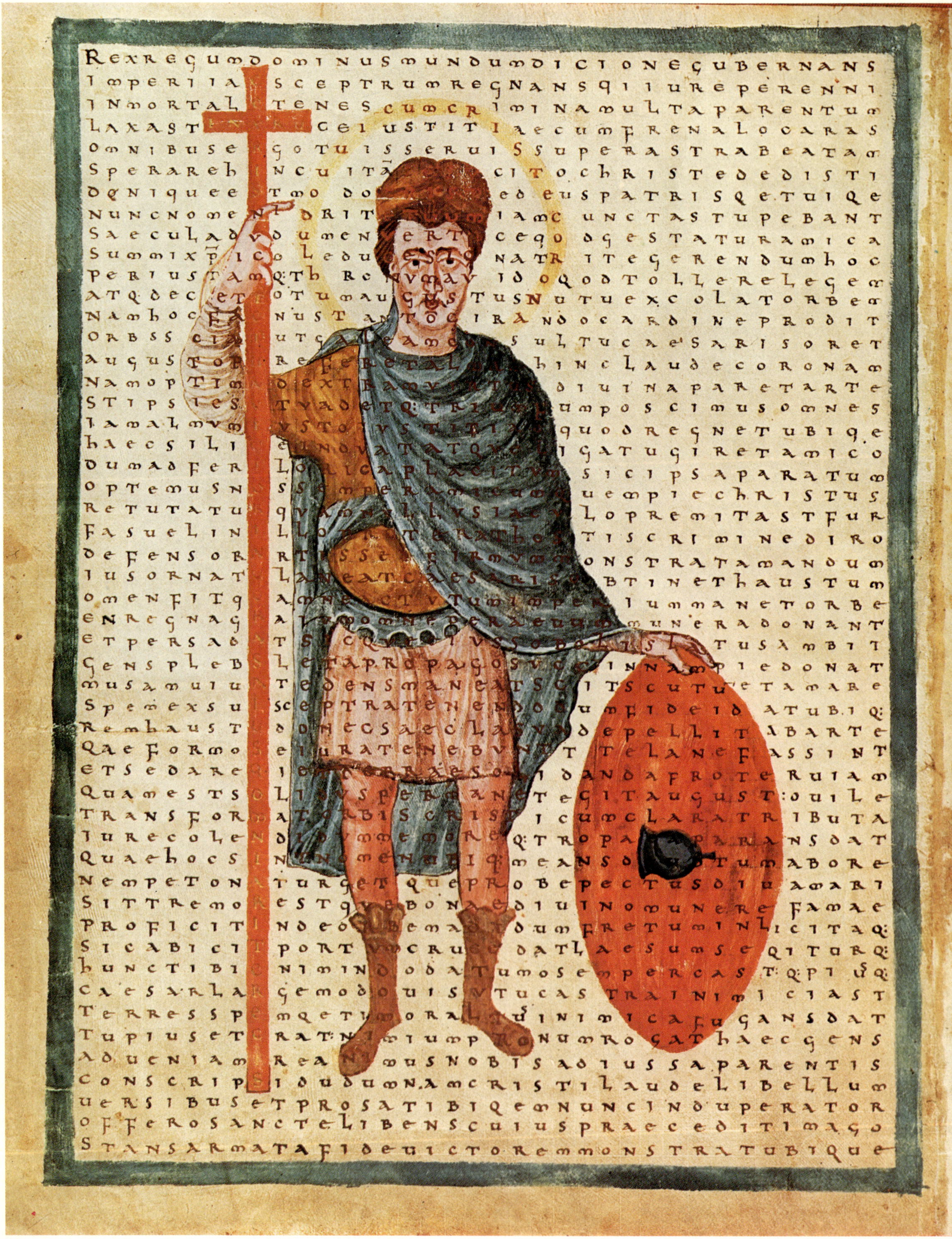

Hrabanus Maurus, De Laudibus Sanctae Crucis

Fulda; um 840
Rom, Biblioteca Vaticana, Reg. lat. 124
61 Blatt 365 x 295 mm

Hrabanus Maurus, ein Schüler Alcuins von Tours, später Abt von Fulda (822–842) und Erzbischof von Mainz (847–856), verfaßte neben zahlreichen anderen Werken einen Traktat ›Vom Lob des Heiligen Kreuzes‹, von dem Widmungsexemplare für Ludwig den Frommen, Papst Gregor IV., den Erzbischof von Mainz und andere hohe Würdenträger hergestellt wurden. Der Codex des Vatikan ist die älteste der erhaltenen Kopien nach einer dieser verlorenen Prachtausgaben. Er enthält sieben farbige Miniaturen: zwei Widmungsbilder mit der Überreichung des Werkes, einmal an den hl. Martin von Tours (fol. 2 v), zum anderen an Papst Gregor IV. (fol. 3 v), ein Bildnis Ludwigs des Frommen (fol. 4 v) und Darstellungen des Gekreuzigten (fol. 8 v), der Seraphim und Cherubim (fol. 11 v), des Gotteslammes (fol. 22 v) und Hrabanus vor dem Kreuze kniend (fol. 35 v).

12 Ludwig der Fromme

Diese Seite ist aus zwei Gründen von Bedeutung, obwohl sie kaum durch künstlerische Qualität hervorsticht. Sie ist das erste Beispiel für einen zeitgenössischen mit Miniaturen geschmückten Text und sie zeigt das erste erhaltene Bildnis eines karolingischen Herrschers in der Buchmalerei.
Eine Anzahl von Buchstaben durch Konturen von Mustern oder Figuren zu umschließen, um innerhalb dieser Konturen Sätze oder Verse aus einem fortlaufenden Text zu isolieren, war eine geistreiche Spielerei spätantiker Schriftsteller, vor allem des Optatianus Porphyrius, Hofdichter Konstantins des Großen. Gelehrte und Schreiber des frühen Mittelalters fanden Geschmack an diesen ›carmina figurata‹, die häufig sowohl kopiert als auch nachgeahmt wurden. Von der weitschweifigen Lobrede auf dieser Seite sind zum Beispiel die Buchstaben innerhalb des Nimbusreifens isoliert, die die Worte bilden: »Du, Christus, kröne Ludwig!« Die Buchstaben im Kreuzschaft formen den Satz: »Im Zeichen deines Kreuzes, Christus, regierst du, der du der Sieg und das wahre Heil bist, alles in gerechter Ordnung.«
Im Sinne der Widmung, die Ludwig den Frommen als kämpfenden Verteidiger Christi preist, ist er als christlicher Krieger dargestellt. Sein Kriegsgewand ist das eines spätantiken Feldherrn, während die Frontalansicht seiner Gestalt, der Nimbus und die Art, wie Kreuzstab und Schild gehalten werden, das Bildnis stark in die Nähe spätrömischer Kaiserdarstellungen rücken. Hrabanus wie auch der Maler müssen ein derartiges Kaiserbild als Vorbild zur Verfügung gehabt haben. Die Form des Traktats von Hrabanus und das Werk des Buchmalers sind also Vorlagen verpflichtet, die letzten Endes den gleichen spätantiken Ursprung haben. Wir wissen aber nicht, ob das jeweilige Vorbild beider die Schreibschule von Fulda auf demselben oder auf verschiedenen Wegen erreichte. [fol. 4 v]

Ebo-Evangeliar

Reims; zwischen 816 und 835
Épernay, Bibliothèque Municipale, Ms. 1
178 Blatt 260 x 149 mm

Das erste Blatt dieses Evangeliars enthält ein Widmungsgedicht, worin Peter, Abt des Klosters von Hautvillers bei Reims, die Leistungen des Auftraggebers und Stifters Erzbischof Ebo von Reims (815–835; 840–845) rühmend hervorhebt. Das Gedicht ist in goldener Capitalis Rustica geschrieben, der Evangelientext in goldenen Minuskeln. Die Ausstattung besteht aus zwölf Kanontafeln (fol. 10r–15v) und vier Evangelistenbildern (fol. 18v, 60v, 90v, 125v), denen je eine Initialseite als Rectoseite gegenübersteht. Die Handschrift verblieb in Hautvillers bis zur Französischen Revolution und gelangte zu diesem Zeitpunkt in die Stadtbibliothek von Épernay.

13 Kanontafel

Die Entwicklung der karolingischen Kunst erfuhr eine tiefgehende Veränderung, als die von den Malern des Krönungsevangeliars eingeführten spätklassischen Formen und die illusionistische Technik von anderen Schreibschulen übernommen wurden. Ebo, ein Nichtadeliger, als Milchbruder Ludwigs des Frommen am Hofe erzogen und später in dessen Diensten in Aquitanien, kannte die Arbeit dieser Fremden sicherlich. Als er 816 Erzbischof von Reims wurde, sollte ihr Beispiel den künstlerischen Wendepunkt für die einheimischen Buchmaler bedeuten, die er unter sein Patronat in Hautvillers zusammenberufen hatte.
Der Maler des Ebo-Evangeliars kopierte jedoch weder die Kanontafeln des Krönungsevangeliars noch die irgendeines anderen der wenigen erhaltenen Werke von gleichartigem Stil. Zwar ähneln seine Architekturrahmen antiken Tempelfronten, wie diejenigen der besagten Handschriften, doch werden die dreieckigen Giebel nur von zwei Säulen getragen, anstatt von mehreren, die normalerweise die Kolumnen der Kapitelziffern voneinander trennen. Die dadurch erreichte Wirkung von Leichtigkeit und Eleganz wird durch klassische Ornamentmotive im Gebälk gesteigert, hier ein Muster ›vom Wind geneigter‹ Akanthusblätter. Einige der Säulen sind mit schmalen Schlitzen ausgestattet, in die der Maler Palmzweige gesteckt hat.
Höchst überraschend ist das muntere Leben auf den Giebeln. Hier hat ein Jäger einen Speer auf einen Löwen geschleudert, der in komischem Erschrecken zurückweicht. An anderen Stellen zielen Jäger auf Vögel oder verfolgen sie; es gibt Bäume, Pflanzen, Vögel, Löwen, grasende Schafe, Männer, die den Giebel mit der Axt oder Meißel und Hammer bearbeiten, andere, die lesen oder in Gedanken versunken sind, und vieles mehr. Die Ausschmückung von Kanonbögen mit Pflanzen, Tieren und – gelegentlich – Figuren ist eine alte Gewohnheit, doch hat sich keine überzeugende Erklärung für die Bedeutung dieser außergewöhnlichen Drôlerien finden lassen. Ihr gleichsam vibrierender Stil ist jedoch wieder im Utrecht-Psalter faßbar (Abb. I-II) und legt die Vermutung nahe, daß der Künstler auch an diesem Hauptwerk karolingischer Kunst beteiligt war. [fol. 13r]

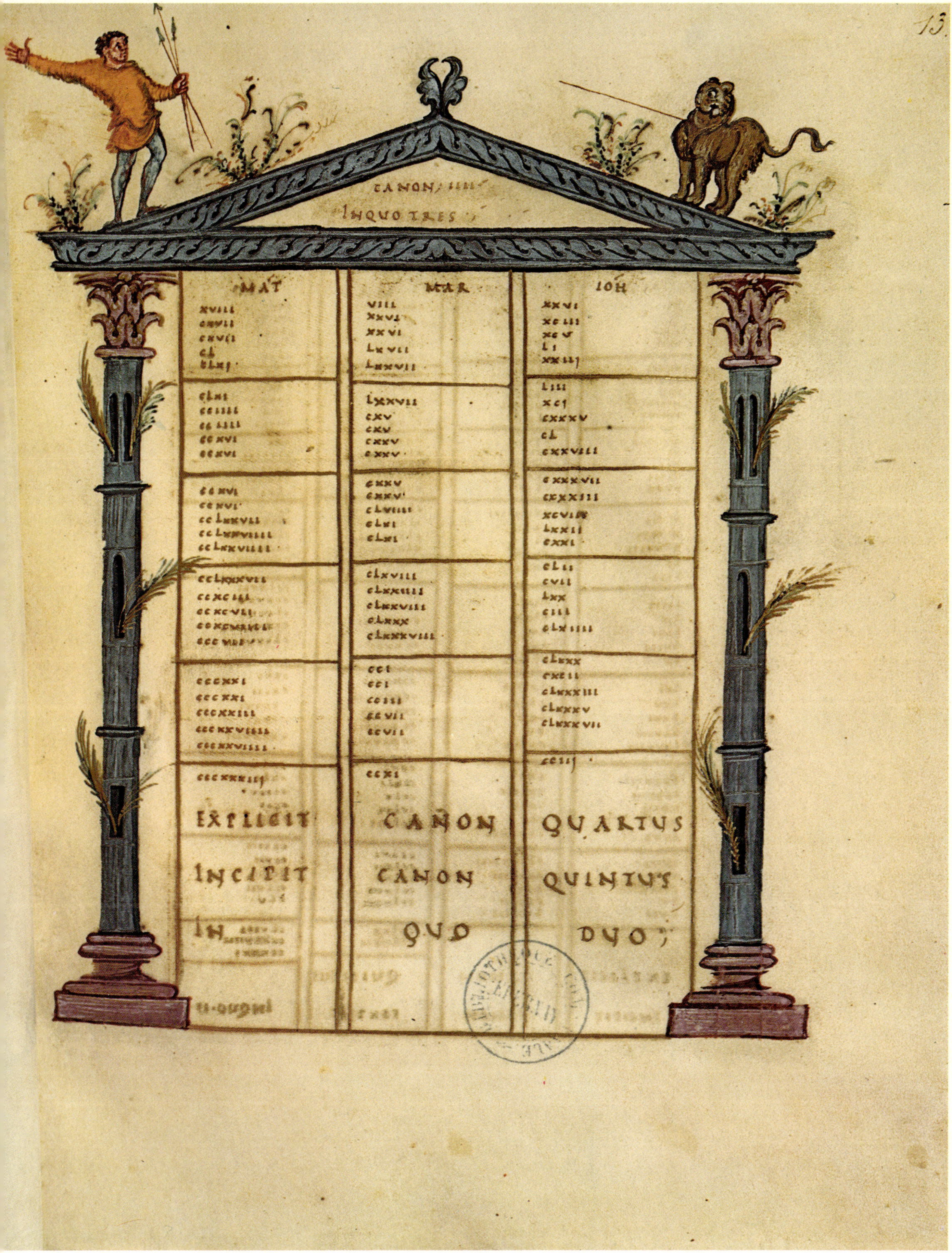
CANON IIII
IN QUO TRES
MAT
MAR
IOH
XVIII
CXVII
VIII
XXVI
XXVI
LXVII
LXXVII
XXVI
XCIII
XCV
LI
XXIII
CLXI
CCIIII
CCIIII
CCXVI
CCXVI
LXXVII
CXV
CXV
CXXV
CXXV
LIII
XCI
CXXXV
CL
CXXVIII
CCXVI
CCXVI
CCLXXVII
CCLXXVIIII
CCLXXVIIII
CXXV
CXXV
CLVIIII
CLXI
CLXI
CXXXVII
CXXXIII
LXXII
CXXI
CCLXXXVII
CCXCIII
CCXCVII
CLXVIII
CLXXIIII
CLXXVIII
CLXXX
CLXXXVIII
CLII
CVII
LXX
CIII
CLXIIII
CCCXXI
CCCXXI
CCCXXIII
CCCXXVIIII
CCCXXVIIII
CCI
CCI
CCIII
CCVII
CCVII
CLXXX
CXCII
CLXXXIII
CLXXXV
CLXXXVII
CCCXXXIII
CCXI
CCIII
EXPLICIT CAÑON QUARTUS
INCIPIT CANON QUINTUS
IN QUO DUO

14 Evangelist Matthäus

Nicht als ruhiger und würdiger Verfasser im Sinne der Evangelisten des Krönungsevangeliars, sondern als ein Besessener erscheint hier der hl. Matthäus. Aber es ist nicht nur die gekrümmte Haltung tiefer Konzentration, Augen und Feder ganz auf die Aufgabe gerichtet, oder das wildgelockte Haar, was diesen Eindruck vermittelt, es ist die Art, in der das ganze Bild gemalt ist.

Nachdem sich der Meister des Ebo-Evangeliars die durch die Künstler des Krönungsevangeliars und ihre Nachfolger vermittelte Darstellungsweise antiker Malerei angeeignet hatte, übersetzte er das Gelernte in eine neue und völlig eigenständige Sprache, die eine seelische Gespanntheit ausdrückt, wie sie der spätantiken Kunst unbekannt war. Er handhabte seinen Pinsel mit einer leidenschaftlichen, nervösen Energie, die über die ursprüngliche Absicht hinausgeht, durch Modellieren mit Licht und Schatten feste Körper mit atmosphärischem Raum zu umgeben. Die ungestüme Massierung von grauen Schatten und schimmernden goldenen Lichthöhungen wühlt das weiße Gewand des Matthäus eher auf, als daß sie es modelliert. Der Evangelist scheint von einer unerklärbaren Gewalt ergriffen, die hier weder durch einen Nimbus um sein Haupt als heilig gekennzeichnet ist noch durch sein Symbol, den geflügelten Menschen, sichtbar gemacht wird. Dieses Symbol erscheint nur skizzenhaft angelegt als kleine Figur in der oberen rechten Ecke, als sei es ein späterer Einfall. Die Landschaft aber ist Echo auf die geistige Erregtheit des Evangelisten. Während die sanften Farben und die kleinen Gebäude am hochliegenden Horizont an illusionistische Landschaftsmalerei der Antike erinnern, schafft der peitschende Pinselstrich, fast wie eine Feder eingesetzt, Hügel, die schwellen und sich erheben, als seien sie ebenfalls von göttlichem Beben erschüttert. Physische Energie, durch die Hand des Malers übertragen, zerlegte die spätantike Form gleichsam in eine Anhäufung energiegeladener Teile innerhalb eines elektrischen Kraftfeldes, um so eine geistige Kraft sichtbar zu machen, die jenseits des real Faßbaren liegt.

Mehr als die einmalige Vision eines großen Künstlers, verkörpert dieses Werk eine völlig neue Auffassung, die die mittelalterliche Kunst des Nordens über einen langen Zeitraum hinweg beeinflussen sollte. Der Ebo-Maler vereinigte die verschiedenen Ziele der Künstler, die eine Generation zuvor am Hof Karls des Großen tätig waren: Auf der einen Seite stehen die Illuminatoren der Hofschule, deren ornamentreiche, formelhafte Bilder eher scheue Ehrfurcht als Anteilnahme einflößen, auf der anderen die Südländer des Krönungsevangeliars, die das humanistische Ideal der klassischen Kunst in den Norden brachten. Das neue Element in dieser Verschmelzung war die Umwandlung religiöser Ehrfurcht in religiöse Inbrunst. Sie reißt jetzt die Evangelisten aus der Gelassenheit, die ihnen im Krönungsevangeliar eigen war, in einen Zustand geistiger Erregung empor.

Die gleiche Inbrunst erfüllt alle Evangelisten des Ebo-Evangeliars. Aber während Matthäus, in derselben Haltung dargestellt wie im Krönungsevangeliar, zu seinem Symbol keine Beziehung aufnimmt, wendet Markus sich aus seiner Frontalhaltung dem kleinen geflügelten Löwen zu, der oberhalb auf dem Hügel kauert, um Inspiration zu empfangen. Diese Haltung erscheint auf keinem der Evangelistenbilder, die dem Stil des Krönungsevangeliars verpflichtet sind, obwohl sie, im Gegensatz zu früheren Arbeiten der Gruppe, die Symbole miteinschließen. Die Körperwendung ist jedoch in Evangelistenporträts der Hofschule Karls des Großen (Tafel 6) anzutreffen. Man kann hier wiederum beobachten, wie karolingische Künstler Haltungs- und Bewegungsmotive auswählten und zu einer neuen Variante zusammenfügten. Der Stilwille des Ebo-Meisters aber formte aus den heterogenen Vorlagen Bilder, deren außergewöhnliche Aussagekraft das Wesen göttlicher Inspiration spürbar macht. [fol. 18 v]

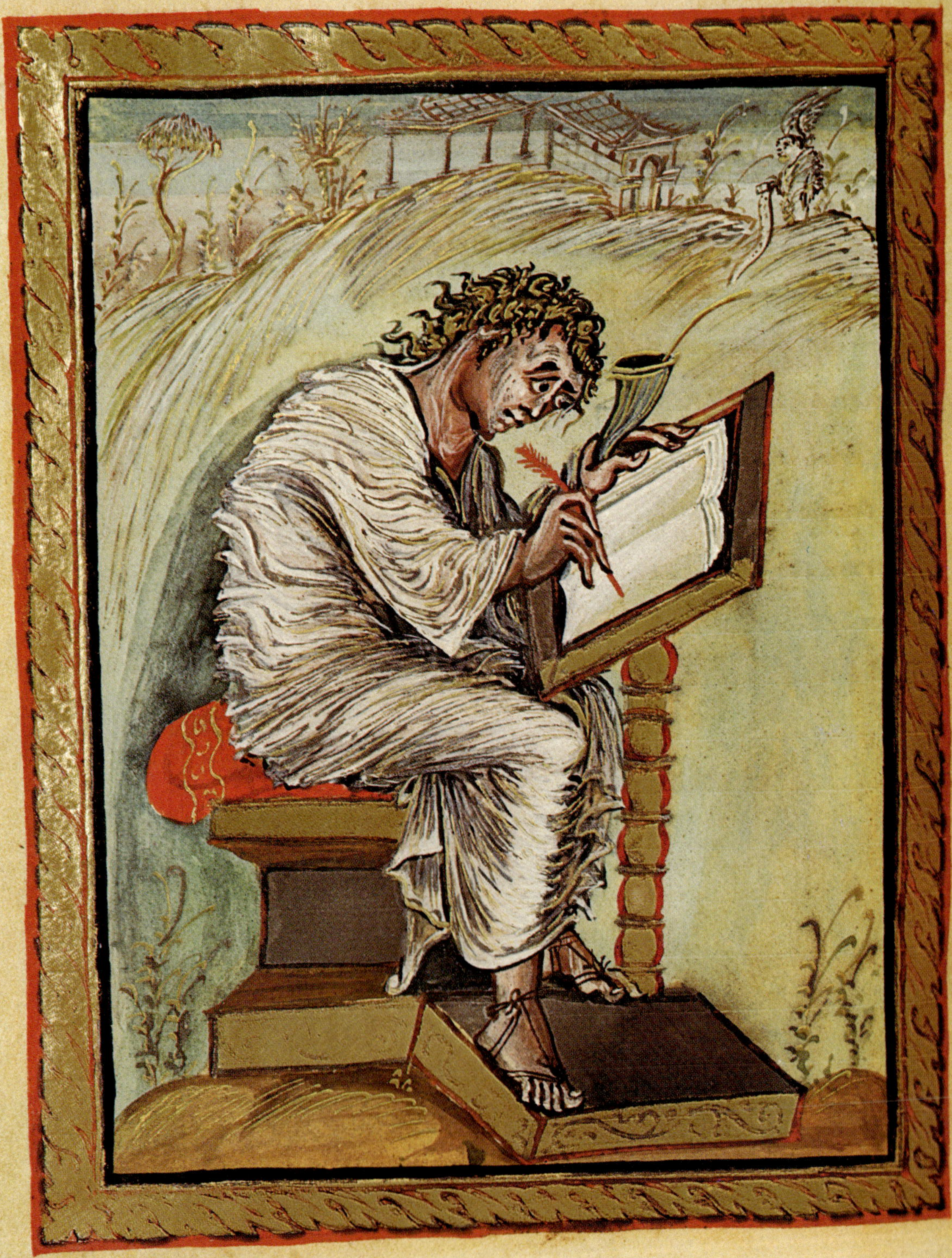

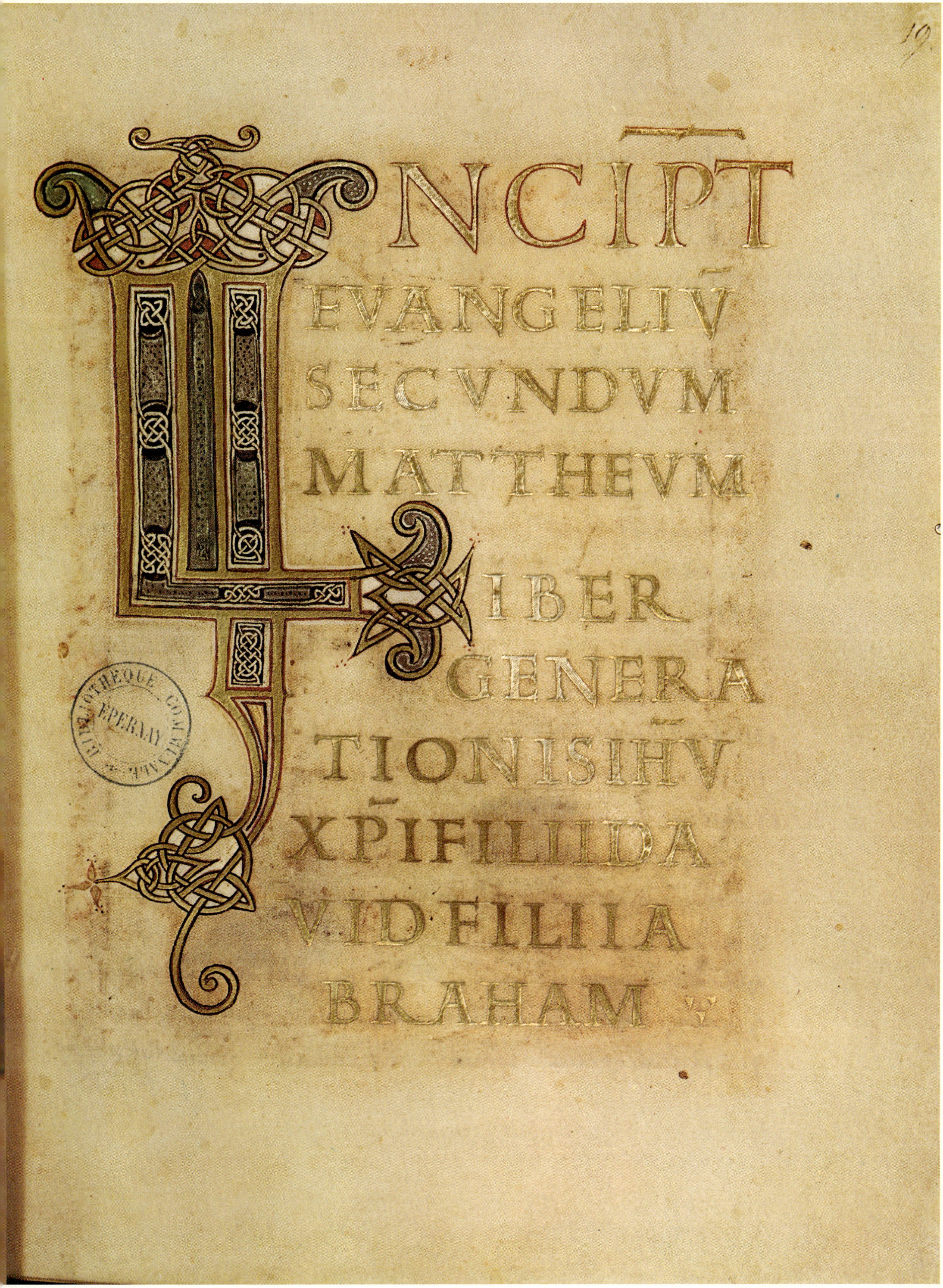
19

INCIPT
EVANGELIV
SECVNDVM
MATTHEVM
LIBER
GENERA
TIONISIHV
XPIFILIIDA
VIDFILIIA
BRAHAM

BIBLIOTHEQUE COMMUNALE EPERNAY

15 Initialseite zum Matthäusevangelium

Der Unterschied zwischen dem Bild des Evangelisten Matthäus und dieser gegenüberliegenden Seite, die das Incipit und den ersten Vers des Evangeliums enthält, ist eindrucksvoll. Die Worte, die der Buchmaler den Evangelisten mit so stürmischer Inbrunst niederschreiben ließ, leuchten hier in durchsichtiger Klarheit.
Der Schreiber muß ebenfalls eine Handschrift in der Art des Krönungsevangeliars gekannt haben. Wie dort ist die Seite ungerahmt und besteht unabhängig für sich (Tafel 9). Aber wie der Maler machte auch der Schreiber das klassische Element neuen Zielen dienstbar. Dies ist nicht mehr eine Textseite mit einer Initiale, sondern eine echte Initialseite; die folgenden Blätter sind in Minuskeln geschrieben. Mehr noch, die Initiale hat die Vorrangstellung wiedergewonnen, die sie in den Handschriften der Hofschule Karls des Großen innehatte. Ganz sicher baute der Künstler auf Formen und Motiven auf, die diese Schule entwickelt und verwendet hatte, und er muß über Jahre hinweg seine Hand an derartigen – und vielleicht auch anderen – Vorlagen geübt haben, wie die straffe Gliederung und Originalität seines Entwurfs verraten.
Eine fast geometrische Präzision verleiht dem metallischen Gefüge der einander überschneidenden Buchstaben L und I seinen Halt. Diese Konfiguration – ein neuer Einfall – dient sowohl dem I[ncipit] wie dem Wort L[iber], mit dem der Text beginnt. Das Flechtwerk, in das die goldenen Randleisten der Schäfte an Scheitel und Fuß der Buchstaben übergehen, ist von der gleichen Exaktheit und erweckt fast den Eindruck, als sei es mit Zirkel und Lineal angelegt. Doch läuft es in Schnörkel aus, die an die pflanzenhafte Biegsamkeit von Ranken denken lassen und die es sich sogar erlauben, ein dreilappiges Blatt hervorzutreiben wie an dem spitzen Schweifende des Buchstaben I. Die Kolorierung der Zwischenräume des Schlingwerks wie auch der schwarze Grund innerhalb der Buchstabenschäfte – sie sind mit Flechtwerk gefüllt, das mit gepunkteten Feldern abwechselt und sie zugleich einbindet – heben die Initiale gebührend gegenüber den strengen goldenen Großbuchstaben heraus. [fol. 19r]

Physiologus

Reims; 2. Viertel des 9. Jahrhunderts
Bern, Burgerbibliothek, Cod. 318
131 Blatt 255 x 175,5 mm

Neben anderen Texten enthält die Handschrift die älteste noch vorhandene illustrierte lateinische Ausgabe des Physiologus. Der Physiologus ist ein griechisches Werk, das die Eigenschaften wirklicher oder legendärer Tiere, Pflanzen und Steine mit den Mitteln der christlichen Allegorese darstellt und deutet.
Die Handschrift ist in Minuskeln geschrieben, mit Überschriften in Unzialen. Der Name des Schreibers, Haecpertus, erscheint als Eintrag auf fol. 125r. 25 gerahmte und 10 ungerahmte Miniaturen begleiten den Text (fol. 7r-22v).
Während des frühen 15. Jahrhunderts war der Codex im Besitz einer Reimser Familie, kam dann in die Sammlung von J. Bongars und gelangte im 17. Jahrhundert in die Berner Bibliothek.

16 Über die vierte Natur der Schlange
Über die erste und zweite Natur der Ameisen

Drei Abschnitte des Physiologus sind hier illustriert. Im oberen Bildteil heißt es: »Wenn ein Mensch eine Schlange tötet, gibt sie ihren Körper preis, aber schützt ihren Kopf. Ebenso müssen wir in Zeiten der Versuchung den Körper opfern, aber das Haupt aufrecht halten, um Christus nicht zu verleugnen, sondern den Märtyrern zu folgen.« Zwischen oberer und mittlerer Kolumne ist dargestellt, was der Text so erklärt: »Wenn die Ameise Weizen erntet, spaltet sie seinen Kern in zwei Teile, daß er nicht sprießen und seinen Nährwert verderben kann. Ebenso mußt du im Alten Testament Buchstabe und Geist voneinander trennen, um nicht vor Hunger umzukommen wie die Juden, die nur die körperliche Anschauung begreifen.« Und unten: »Bei der Ernte sondert die Ameise Weizen von Gerste durch deren Geruch und überläßt jene den Kühen. Die Gerste bedeutet falsche Lehre, der Weizen den wahren Glauben.«
Der Physiologus vermischt antike Naturwissenschaft, Volksglauben und christ-

12v

DE QUARTA NATR. SERPETS

Quando uenerit homo & uoluerit
occidere eum totum corpus tradit
caput autem custodit. Debemus & nos
in tempore temptationis totum cor
pus tradere. caput autem custodire id est
xpm non negantes sicut fecerunt
sci martyres. omnis enim caput xps est

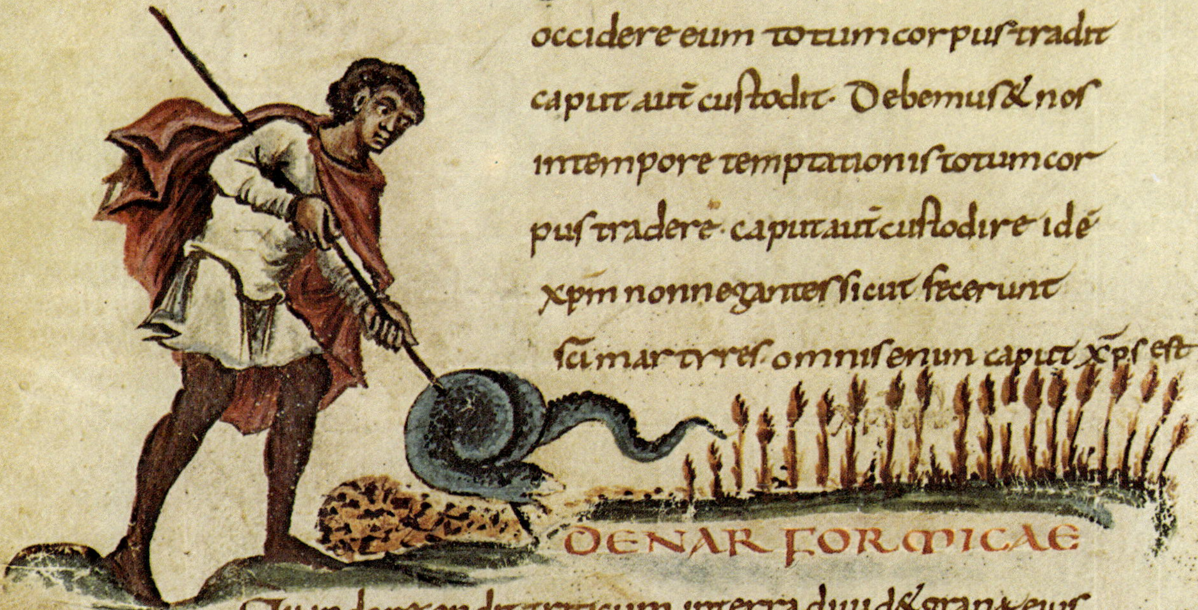

DE NAT. FORMICAE

Quando recondit triticum in terra diuidit grana eius
in duas partes ne forte hiems conprehendit eam & infundens
pluuia & germinent grana & fame pereant. Et tu uerba
ueteris testamenti ad spiritalem intellectum nequam
do littera occidit. Paulus dixit quoniam lex spiritalis est. Solum
enim carnaliter adtendentes iudaei fame negati sunt
& homicide facti sunt prophetarum.

DE NATR. FORMICES SECUNDO

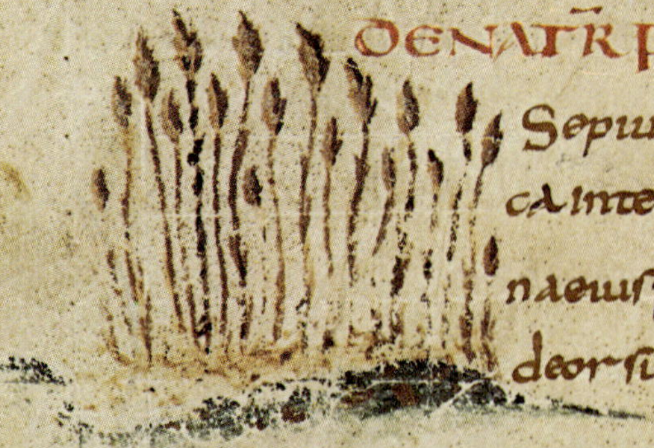

Sepius in agro uadit ascendit in spi
ca in tempore messis & deponit gra
na eius priusquam ascendat adorat
deorsum spicam & ab odore magna

liche moralisierende Allegorie. Durch das karolingische Interesse am Wissen der Antike fand er Eingang ins Mittelalter und wurde der Vorläufer der mittelalterlichen Bestiarien. Die Miniaturen des Berner Codex, ob sie nun ungerahmt erscheinen wie hier oder als gerahmte Bilder mit Landschaftsszenerien wie in der Mehrzahl der Seiten, wurden sicherlich nach einer illustrierten Physiologus-Handschrift kopiert. Man nimmt an, daß die erste lateinische illustrierte Ausgabe im späten 4. oder im 5. Jahrhundert angefertigt wurde; doch ist ungewiß, ob das in Reims zugängliche Exemplar so frühen Datums war oder eine spätere Kopie, die den spätantiken Malstil an die Berner Miniaturen weitergab.

Auf jeden Fall muß diese Vorlage zur Ausformung des ›illusionistischen‹ Stils beigetragen haben, der in Reims zur Zeit des Erzbischofs Ebo vorherrschte. Es gibt beachtliche stilistische Ähnlichkeiten und sogar eine gewisse Gemeinsamkeit der Motive zwischen dem Berner Physiologus und dem Utrecht-Psalter. Doch war der Künstler nicht von der vibrierenden Energie erfüllt, die die Federzeichnungen des Psalters oder die Miniaturen des Ebo-Evangeliars auszeichnet. [fol. 12v]

Psalter Ludwigs des Deutschen

Saint-Omer; 2. Viertel des 9. Jahrhunderts
Berlin, Stiftung Preußischer Kulturbesitz, Staatsbibliothek, Ms. theol. lat. fol. 58
120 Blatt 294 x 246 mm

Die Handschrift ist einem König Ludwig (fol. 1 v-2 r) gewidmet. Der fortgeschrittene Stil sowohl der Schrift wie der Ausschmückung des Werkes erlaubt eine Identifizierung des Herrschers mit Ludwig dem Deutschen (843-876).
Alle Seiten werden von Zierrahmen eingefaßt, jeder entspricht im Muster dem Rahmen auf der gegenüberliegenden Seite. Initialen heben den Anfang der Psalmen und die anschließenden Verse in goldenen Unzialen heraus, während der übrige Text zweispaltig in Minuskeln erscheint. Psalmen 1, 10, 51, 60, 70, 80, 101 und 109 sind durch größere Initialen ausgezeichnet. Psalm 1 und Psalm 101 ist jeweils eine ausgeschmückte Incipitseite vorangestellt. Spätere karolingische Zufügungen am Ende des Codex bestehen aus einer ›Oratio ante crucem dicenda‹, mit der Darstellung eines Mannes, der vor einem Kreuz betet, und drei Gedichten mit Neumen aus der Schrift ›De consolatione philosophiae‹ des Boethius.
Besitzeintragungen auf fol. 1 v zeigen, daß die Handschrift sich im 16. Jahrhundert in rheinisch-westfälischem Besitz befand.

17 Initialseite zu Psalm 1

Aufbau und Schmuck der Initialen enthüllen noch deutlicher als die Miniaturen das ästhetische Empfinden der verschiedenen karolingischen Zentren. Der irisch-angelsächsische Einfluß, bereits in der Hofschule Karls des Großen verarbeitet (siehe Tafel 3), hatte ganz allgemein den karolingischen Initialen ihr Gepräge verliehen. Doch gibt es eine große Gruppe von Handschriften ohne Miniaturen – gewöhnlich als franko-sächsisch bezeichnet –, in der insulare Motive in besonderer Weise überdauerten.
Der Psalter König Ludwigs vertritt einen frühen Zweig (Saint-Omer) der franko-sächsischen Buchmalerei; doch zeigen seine hell getönten Seiten bereits die charakteristische Neigung zu einer sparsamen und zarten Verwendung von Gold sowie zu sorgfältig abgestimmten Farben, die den natürlichen Farbton des Pergaments steigern. Vor allem offenbaren sie ein Bemühen um harmonische Proportionierung und um ein subtiles Gleichgewicht zwischen dynamischer und statischer Form (siehe Tafel 48).
Hier wird das Gleichgewicht nicht vom Rahmen bestimmt, obwohl er daran teilnimmt. Rahmen, Initiale, Buchstaben und die einzelnen Zierformen dieser Beatus Vir-Seite scheinen wie von einem untergelegten Rastersystem im Gleichgewicht gehalten, einem Gitter, das jedoch jedem Element, jeder Einzelheit erlaubt, die eigene Rolle zu verwirklichen. Wenn auch alle Einzelheiten konzertant zusammenwirken, fesseln sie das Auge als individuelle Gebilde, sei es die geschwungene Kurve der breiten Initiale B mit ihren Flechtwerkgehängen und dem in Vogelköpfe auslaufenden Schweif oder die insularen Vogel- und Drachenköpfe, die aus einem mehrfarbig kolorierten Schachbrettmuster an den Ecken des Rahmens hervorwachsen und in diesen zurückbeißen, oder die Ornamente, die die obere und untere Rahmenleiste in ihrer Mitte aufbrechen oder die seitlichen Leisten anschwellen lassen. [fol. 3 r]

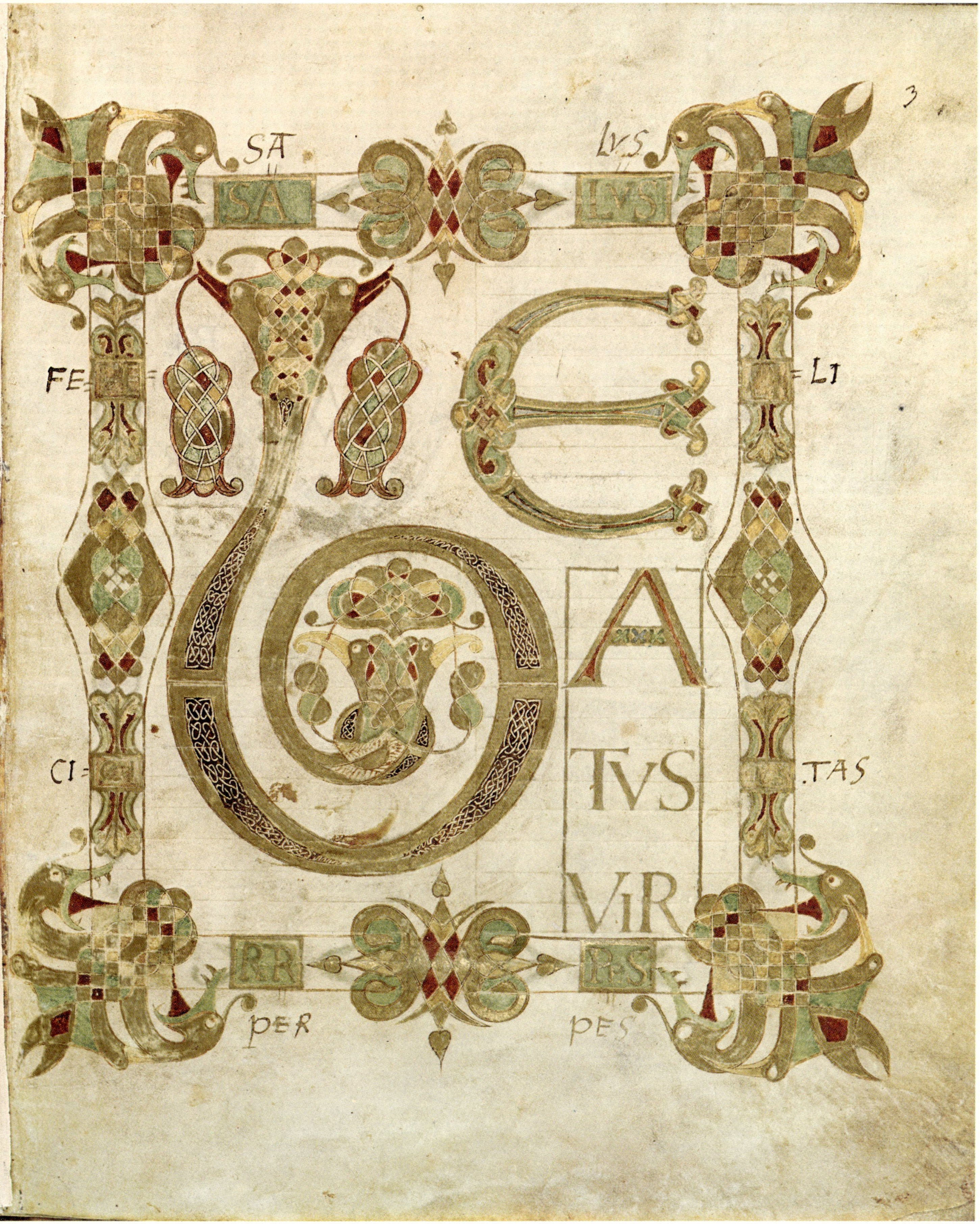
SA
LVS
SA
LVS
FE
LI
CI
TAS
BEATUS VIR
RR
PS
PER
PES
3

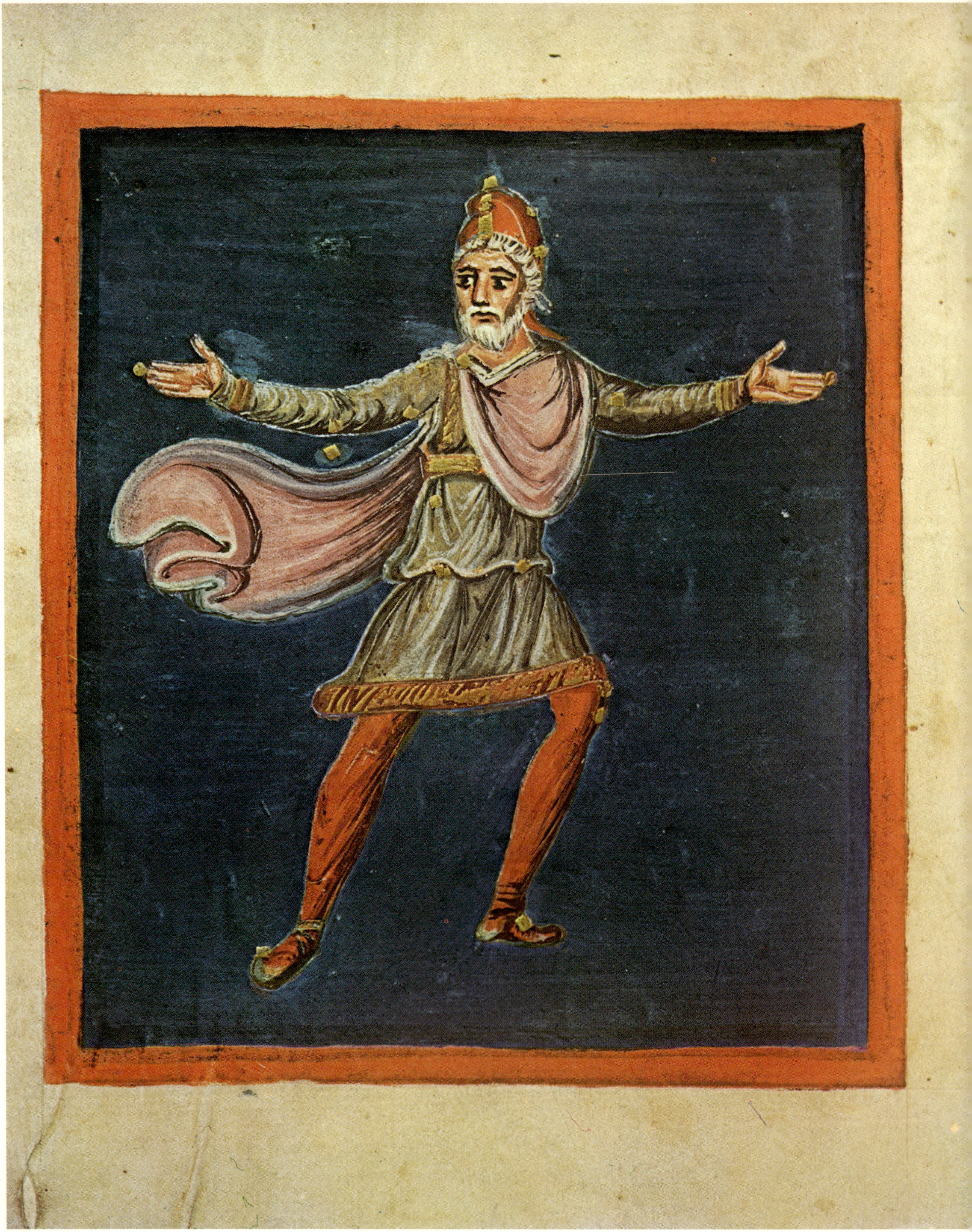

Aratea

Lotharingien; 2. Viertel des 9. Jahrhunderts
Leiden, Bibliotheck der Rijksuniversiteit, Voss. Lat. Q79
99 Blatt (unvollständig) 225 x 200 mm

Die Handschrift ist eine Prunkausgabe der Phainomena, einer Abhandlung in Versform über die Sternbilder, verfaßt von dem griechischen Dichter Aratos (315-245 v. Chr.), die hier in der lateinischen Übersetzung des Germanicus Caesar (15 v. Chr.-19 n. Chr.) mit einigen Erweiterungen aus der späteren Übertragung des Avienus (Mitte 4. Jh.) vorliegt.
38 Miniaturen und eine Himmelskarte sind auf den Versoseiten im übrigen leergelassener Blätter angeordnet. Der begleitende Text, in Capitalis Rustica geschrieben, erscheint auf den dazwischenliegenden Blättern.
Die Handschrift wurde im frühen 11. Jahrhundert im Kloster Saint-Bertin in Nordfrankreich zweimal kopiert. 1573 wurde sie von Jacob Susius aus Gent erworben und war später im Besitz von Hugo Grotius, der ihre Miniaturen für seine Ausgabe der Syntagma Arateorum, erschienen Leiden 1600, verwendete. In der Folge war die Handschrift Bestandteil der Bibliothek der Königin Christine von Schweden, kam dann in den Besitz von Isaak Vossius und mit seiner Sammlung an die Rijksuniversiteit in Leiden.

18 Kepheus

Wie der Text des Germanicus (V, 184-192) auf den anschließenden Seiten der Handschrift erläutert, stellt die Miniatur Kepheus dar, den unglücklichen äthiopischen König der griechischen Mythologie, den die Götter nach seinem Tod unter die Sterne versetzt hatten, ebenso wie seine Frau Kassiopeia und seine Tochter Andromeda. Er ist in phrygische Tracht gekleidet, und die Sterne seines Sternbildes sind durch kleine goldene Punkte angedeutet. Der blaue Grund wird von einem einfachen, roten Rahmen umschlossen, ein charakteristisches Merkmal spätantiker Buchmalerei.
In der Tat könnte die Miniatur ebensogut im Zusammenhang antiker wie karolingischer Malerei betrachtet werden. Ein wahrscheinlich aus der Mitte des 4. Jahrhunderts stammendes Werk ist hier mit so ungewöhnlicher Originaltreue hinsichtlich Gegenstand und Format, aber auch Maltechnik und Stil, wiederholt, daß es Schwierigkeiten bereitet, spezifisch karolingische Züge zu entdecken. Selbst die gewisse Ungelenkigkeit der Haltung – hier weniger offensichtlich als auf einigen anderen Seiten der Handschrift – dürfte schon in der Vorlage des Kopisten vorhanden gewesen sein.
Aus diesem Grund und da auch die Schrift keine charakteristischen Eigenarten und Verwandtschaften erkennen läßt, ist die Handschrift keiner der bekannten größeren karolingischen Schreibschulen zuzuordnen, die alle ihren eigenen, unverwechselbaren Stil entwickelt hatten, vor allem in Handschriften religiösen Inhalts. Der Drang, neue Formen des bildlichen Ausdrucks zu schaffen, scheint in Handschriften weltlichen Inhalts mit Absicht zurückgenommen worden zu sein. Diesen Sachverhalt lassen auch zwei etwas ältere, verwandte Arbeiten erkennen: ein illustrierter Terenz (Rom, Biblioteca Vaticana, Vat. lat. 3868) und eine Aratea-Handschrift in der Übersetzung Ciceros (London, British Library, Harley Ms. 647).

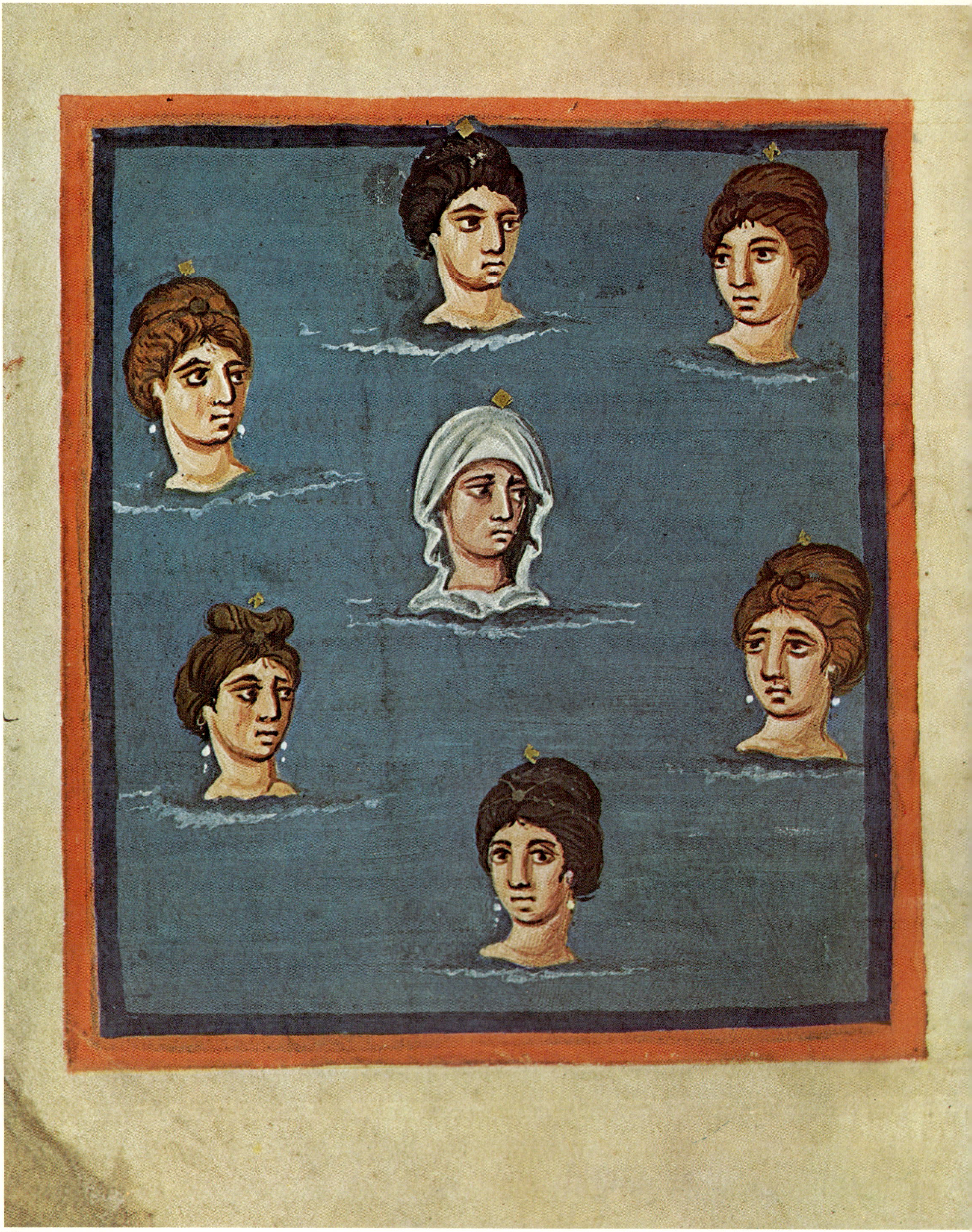

19

Indessen deuten, wie überzeugend nachgewiesen, der Gegenstand des Werkes und die große Sorgfalt, mit der die Miniaturen behandelt sind, auf einen anspruchsvollen, an humanistischem Wissen interessierten Auftraggeber hohen Ranges am Hof Ludwigs des Frommen. Vielleicht handelt es sich um Ludwigs ältesten Sohn, Lothar I. [fol. 26 v]

19 Plejaden

Die wohlgeformten Köpfe, die aus Wolkenbänken vor blauem Himmel aufsteigen, stellen die Plejaden dar, die sieben Töchter des Atlas und der Nymphe Plejone, die in eine Gruppe von sieben Sternen verwandelt wurden. Während sechs von ihnen elegante spätantike Haartrachten zeigen, ist das Haupt der siebenten in ihrer Mitte von einem Schleier bedeckt. Sie muß der verlorene Stern sein: Merope. Nach der Sage verhüllte sie sich aus Scham darüber, daß sie einen Sterblichen, Sisyphus von Korinth, geliebt hatte.

Diese besondere Legende ist weder in dem Gedicht des Aratus noch in der lateinischen Version des Germanicus Caesar verarbeitet, deren Text hier in der Übersetzung folgt: [fol. 42 v]

Unter ⟨Perseus⟩ linkem Knie, als sicherstes Zeichen des Stieres,
werden die Plejaden folgen. Ein enger Raum nimmt sie alle auf,
und nicht leicht sind sie zu sehen, zeigten nicht im Zusammenwirken mehrere
Sterne das gemeinsam aus ihnen strahlende Feuer.
Man sagt, sie seien sieben, aber einer ist abzuziehen,
da das Auge nicht imstande ist, ihre kleinen Körper zu unterscheiden.
Aber die alte Zeit hat glaubwürdig ihrer aller Namen aufbewahrt:
Electra, Alcyone, Celaeno, Merope,
Asterope, Taygete und Maia, die von dem Vater
gezeugt sind, der den Himmel trägt (wenn wirklich Atlas
das Reich Jupiters und die Himmlischen trägt und sich über seine Last freut).
An Leuchtkraft können es die Plejaden mit vielen Sternen nicht aufnehmen,
aber mit besonderer Ehre zeigen sie zwei Zeiten an,
wenn zuerst der Südwind [?] den Landmann mahnt [?],
und wenn der Wintersturm sich erhebt, vor dem die Kundigen sich im Hafen bergen müssen.

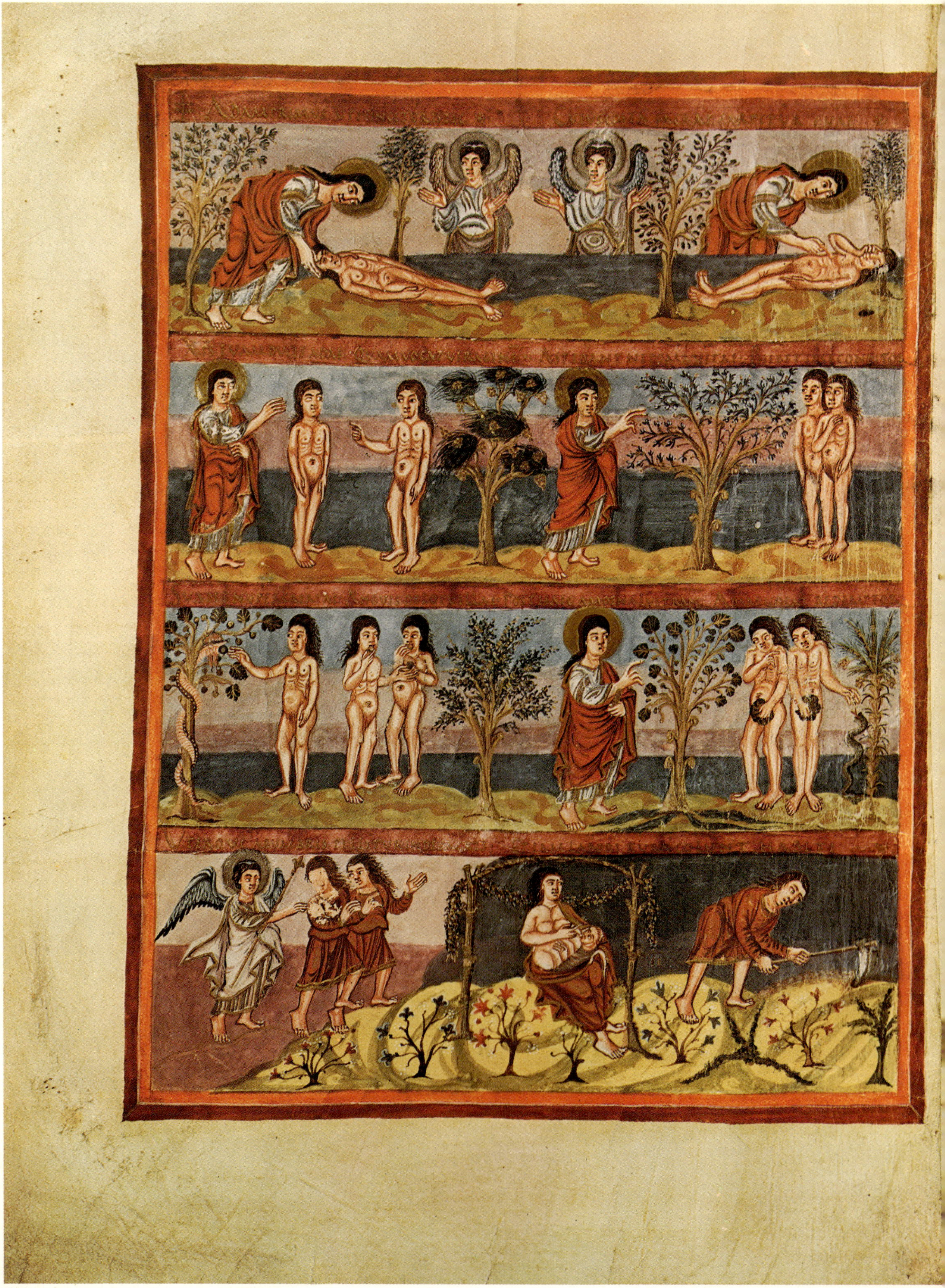

Grandval-Bibel

Tours; um 840
London, British Library, Add. Ms. 10546
449 Blatt 375 x 510 mm

Die Grandval-Bibel ist eine der beiden ältesten der auf uns gekommenen illustrierten karolingischen Bibelhandschriften. Sie enthält vier ganzseitige Miniaturen: Szenen aus der Genesis (fol. 5r), Moses, der das Gesetz empfängt und weitergibt (fol. 25v), die Maiestas Domini (fol. 352v) und eine Darstellung zur Offenbarung Johannis (fol. 449r). Der Text ist zweispaltig in Minuskeln geschrieben. Zur weiteren Ausstattung gehören eine gerahmte Incipitseite zu dem Brief des hl. Hieronymus an Paulinus über das Alte und Neue Testament (fol. 1v), 55 Initialen, in Gold, Silber und Farben ausgeführt, sowie vier Kanontafeln (fol. 349v–351r).
Im späten 16. Jahrhundert gehörte die Bibel der Abtei von Moutier-Grandval in der Schweiz. Nach 1792 war sie in Privatbesitz und wurde dann von de Speyr-Passavant erworben, der sie 1836 an das Britische Museum verkaufte.

20 Titelbild zur Genesis

Einzelne Bücher der Bibel oder eine zusammenhängende Buchgruppe wie etwa der Pentateuch (Fünf Bücher Mose) waren schon in frühchristlicher Zeit ausführlich illustriert worden, während die Ausstattung vollständiger Bibeltexte mit Titelblattminiaturen sich nur langsam entwickelte. Für diesen Zweck wurden frühchristliche Bilderzyklen oder ihre östlichen und westlichen Abkömmlinge exzerpiert und dem Format einbändiger Bibelausgaben angepaßt. Diese Entwicklung nahm einen lebhaften Aufschwung in der karolingischen Schreibschule von Tours, die der Abt Alcuin (Abtszeit 796–804) zu einem führenden Zentrum der Bibelreform und Bibelherstellung gemacht hatte. Alcuin ging es jedoch hauptsächlich um den reinen Text; erst unter seinem zweiten Nachfolger, Abt Adalhard (834–843), kam es dazu, daß Bibeln eine begrenzte Anzahl ganzseitiger Miniaturen erhielten. Sie sollten nicht nur biblische Erzählungen illustrieren, sondern vielmehr die Geschichte von Sündenfall und Erlösung des Menschen vorführen.
Diese Seite zeigt auf vier Streifen die Erschaffung und den Sündenfall des Menschen. Die Verse in den purpurnen Bändern oberhalb der Streifen identifizieren die Szenen, die allesamt Episoden aus dem Buch Genesis illustrieren: Die Formung Adams (2:7) und das Entnehmen der Rippe für die Erschaffung Evas (2:21); Eva wird Adam zugeführt (2:22–25) und das Verbot des Herrn (2:16–17, 3:3); die Versuchung, der Sündenfall (3:1–6) und der Verweis des Herrn (3:17–19); die Vertreibung (3:23–24) und die Arbeit der Ureltern: Eva sitzt unter einer Laube und säugt Kain, während Adam den Acker bebaut (3:17–23).
Die Geschehnisse der oberen drei Zonen finden auf einem durchgehenden Erdboden statt, vor blau und rosa getönten Hintergrundstreifen, die als erstarrte Formel den atmosphärischen Himmel spätantiker Malerei wiedergeben. Die Gestalt des Herrn, immer nach rechts gewendet, bedeutet zugleich Einschnitt und Fortführung; dasselbe gilt für die eingestreuten Bäume. Die veränderte Landschaft in der unter-

sten Zone bringt den Verlust des Paradieses zum Ausdruck. Das Paar wird durch eine Art leeren Raum getrieben, hinüber zu dem ansteigenden Erdboden, wo »Dornen und Disteln wachsen« (3:18), zwischen denen Adam und Eva arbeiten müssen. Obwohl die Gesten der Figuren stereotyp sind, ist ihre Bedeutung doch völlig klar, zum Beispiel in der Szene des Verweises: Adam gibt die Beschuldigung des Herrn an Eva weiter, die ihrerseits auf die Schlange weist (3:12-14).

Die Darstellung des Schöpfergottes als Christus, als das präexistente ›Wort‹ entsprechend dem Evangelium des Johannes (1:1), folgt einer Lehre, die schon durch die Kirchenväter verbreitet worden war. Auch die Bildvorlage datiert weit zurück. Alle Szenen, die beiden Engel in der obersten Zone mit eingeschlossen, sind letztlich aus einem viel größeren Zyklus getrennter Miniaturen abgeleitet, der als Rezension der Cotton-Genesis bekannt ist. Die Cotton-Genesis ist das früheste erhaltene – heute leider in sehr fragmentarischem Zustand befindliche – illustrierte Buch Genesis, das ins 5. oder 6. Jahrhundert datiert wird (London, British Library, Cotton Otho B. VI.).

Lange hielt sich die Überzeugung, daß Inhalt und Format des Titelbildes zur Genesis wie auch der anderen drei Titelblattminiaturen der Grandval-Bibel nach einer Bibel aus der Mitte des 5. Jahrhunderts kopiert seien, die, im Auftrag Papst Leos des Großen in Rom angefertigt, ihren Weg nach Tours gefunden hätte. Diese Ansicht ist kürzlich durch die Vermutung in Frage gestellt worden, die karolingischen Künstler selbst hätten einzelne Szenen aus reich illustrierten biblischen Büchern wie Genesis, Exodus und Apokalypse herausgelöst und im Format einer ganzen Seite neu zusammengestellt. Das letzte Wort zu dieser wichtigen Frage, ob Bibeln mit Titelblattminiaturen karolingischen oder früheren Ursprungs sind, ist noch nicht gefallen. Was immer die Antwort sein mag, die Anzahl ganzseitiger Bibelillustrationen wurde in Tours vermehrt, wie die etwas jüngere Vivian-Bibel (Tafeln 21-23) bezeugt, und von Tours empfingen die Maler der Bibel von St. Paul Vorlagen für viele ihrer Titelblätter (Tafel 45). [fol. 5v]

Vivian-Bibel Sogenannte Erste Bibel Karls des Kahlen

Tours; 845/6
Paris, Bibliothèque Nationale, Lat. 1
423 Blatt 495 x 345 mm

Unter den erhaltenen touronischen Bibeln ist die hier vorliegende Handschrift das am reichsten ausgestattete Exemplar. Das letzte der drei Widmungsgedichte besagt, daß der Laienabt Graf Vivian (844-851) und die Mönche der Abtei Saint-Martin in Tours diese Bibel Karl dem Kahlen zueigneten. Anlaß für die Widmung war Karls Bestätigung der Immunitätsrechte der Abtei im Jahr 845. Die Überreichung der Bibel selbst fand wahrscheinlich 846 statt und ist auf fol. 422v dargestellt.
Der Text ist zweispaltig und in Minuskeln geschrieben. Die Gedichte, Überschriften usw. sind in goldener Capitalis Rustica hervorgehoben. Zur Ausschmückung zählen 87 Initialen von unterschiedlicher Größe in Gold, Silber und Farben, 13 Seiten mit Zierrahmen für die Widmungsgedichte, ein Incipit, drei Vorreden, das Kapitelverzeichnis zur Genesis, erste Textseiten von drei biblischen Büchern und die Konkordanz der Paulusbriefe, vier Kanontafeln und acht ganzseitige Miniaturen. Sie zeigen: der hl. Hieronymus als Bibelübersetzer (fol. 3v), Szenen aus der Genesis (fol. 10v), Moses empfängt und übermittelt das Gesetz (fol. 27v), David als Verfasser der Psalmen (fol. 215v), Maiestas Domini (fol. 329v), die Bekehrung des hl. Paulus (fol. 386v), eine Darstellung zur Offenbarung Johannis (fol. 415v), Überreichung der Bibel an Karl den Kahlen (fol. 422v).
Im Jahr 869/70 wurde die Handschrift wahrscheinlich von Karl dem Kahlen an die Kathedrale von Metz gestiftet und verblieb dort bis 1675, als sie Colbert, dem Finanzminister Ludwigs XIV., überlassen wurde. Später gelangte sie in die Bibliothek des Königs und schließlich in die Bibliothèque Nationale.

21 Titelbild zu den Vorreden des hl. Hieronymus

Szenen aus dem Leben des hl. Hieronymus sind hier in drei Zonen angeordnet. Die Verse auf den purpurnen Bändern unterhalb jeder Zone erläutern die Episoden, die alle aus den eigenen Schriften des Heiligen entnommen sind. Im oberen Streifen links verläßt Hieronymus eine Stadt, die sich als Rom zu erkennen gibt durch die Personifikation der ›Roma‹, die Speer und Schild hält wie auf zahlreichen antiken Darstellungen. Ein Schiff segelt zum Heiligen Land, wo wir – rechts im Bild – den Heiligen sehen, wie er seinen Lehrer des Hebräischen bezahlt. Der mittlere Streifen zeigt Hieronymus damit beschäftigt, die heilige Paula, ihre Tochter Eustochium und andere Damen, die ihm von Rom her gefolgt waren, in der Heiligen Schrift zu unterrichten. Rechts im Bild wird die Heilige Schrift von Klerikern transkribiert. Im untersten Streifen teilt Hieronymus die Exemplare seiner vollendeten Vulgata-Bibel aus.
Obwohl der Künstler den hl. Hieronymus und seine Kleriker in Gewänder gekleidet hat, die eher karolingisch als frühchristlich sind, zeigt die Wiedergabe der Gebäude, des Schiffes und des pseudo-atmosphärischen Himmels wie auch die Körperhaftigkeit der Figuren seine Vertrautheit mit der spätantiken Malerei. Doch läßt die Miniatur sich nicht als Kopie nach einem früheren Werk gleichen Inhalts erweisen, da keine spätantiken erzählenden Darstellungen aus dem Leben des hl. Hieronymus bekannt sind. Motive und Einfälle, die der Buchmaler aus anderen Zusammenhängen entlehnte, erwecken hier den Eindruck, einem neuen Inhalt angepaßt wor-

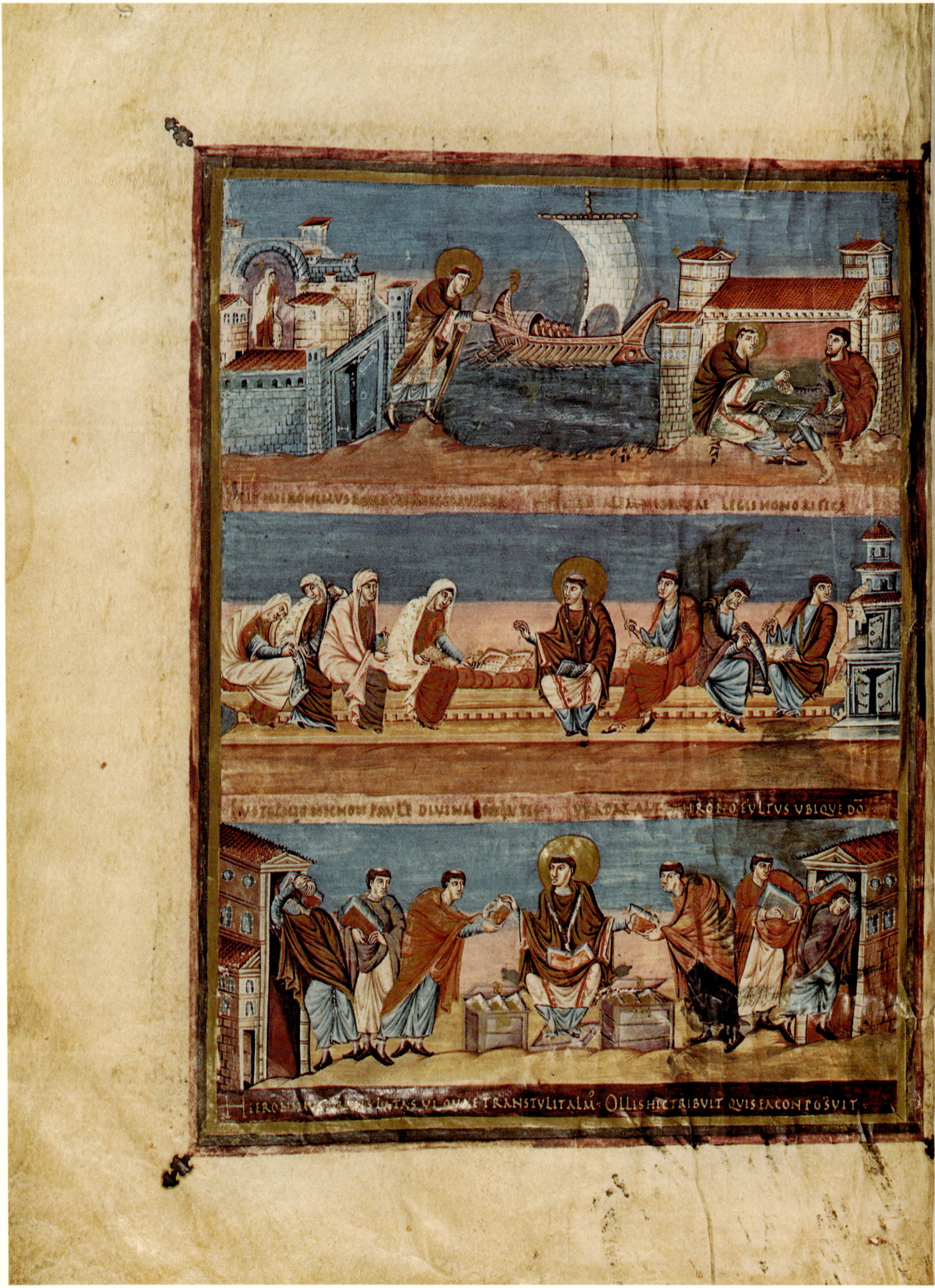
TRANSTVLIT ALMO · OLLIS HIC TRIBVIT QVIS EA CONPOSVIT

den zu sein. Darüber hinaus übertrug er den spätantiken Stil seiner Vorlagen in einen neuen und vom Wesen her mittelalterlichen. Die zarten Farbabstufungen und goldenen Lichthöhungen der Gewänder stilisieren die Oberflächen eher zu genauen, mitunter sogar geometrischen Reliefmustern, als daß sie organische Körper modellieren. Tatsächlich scheinen die Bewegungen der Figuren beinahe von der Richtung der Gewandfalten her bestimmt zu sein. Die maßvollen Gesten wie auch die Beziehung der Figuren untereinander bringen ein ruhiges Vertieftsein in die gemeinsame Tätigkeit zum Ausdruck.

Die Einführung eines erzählenden Autorenporträts des hl. Hieronymus kann für Tours eine besondere Bedeutung besessen haben. Da die wesentliche Aufgabe der Schreibschule darin bestand, eine normsetzende Bibel zu schaffen, wäre ein solches Titelblatt ein passendes Gleichnis für die Leistungen Alcuins gewesen. [fol. 3 v]

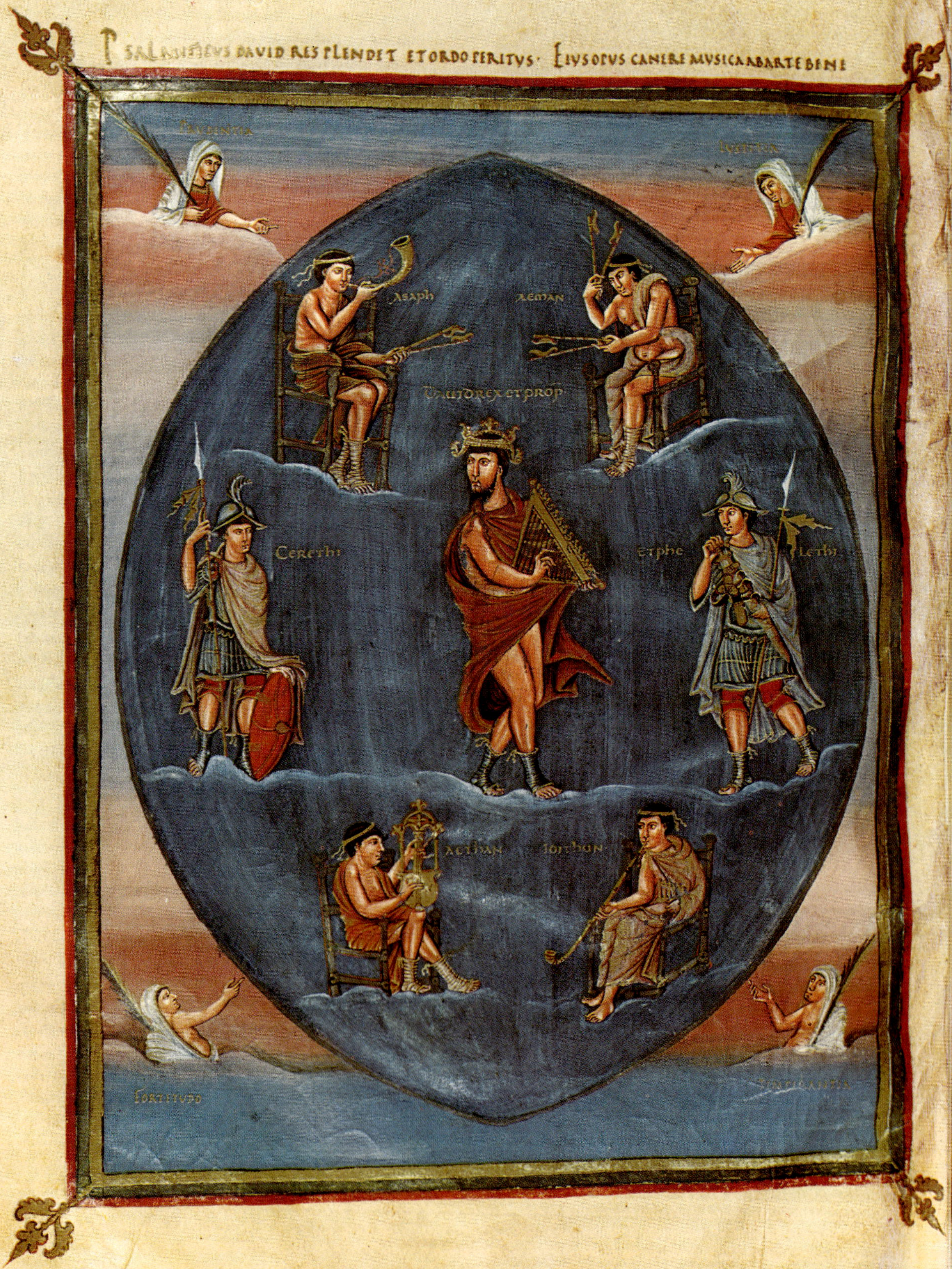
DAVID RESPLENDET ET ORDO PERITUS · EIUS OPUS CANERE MUSICA AB ARTE BENE
PRUDENTIA
IUSTITIA
ASAPH
AEMAN
DAVID REX ET PROPH
CERETHI
ET PHE
LETHI
AETHAN
IDITHUN
FORTITUDO

22 Titelbild zu den Psalmen

Dieses Titelbild zeigt wie die Hieronymus-Miniatur ein Autorenporträt und ist von derselben Hand gemalt (Tafel 21). Doch wird kein besonderes Ereignis aus dem Leben Davids, des Verfassers der Psalmen, auch keine bestimmte Szenerie, sondern lediglich eine überirdische Sphäre dargestellt. Diese wird durch eine große, zugespitzte Ellipse in einen inneren und äußeren Bereich geteilt. Die Ellipse zeigt den mandelförmigen Umriß der Glorie oder Mandorla, die gewöhnlich den Darstellungen der ›Maiestas Domini‹ vorbehalten bleibt.

David, König und Prophet, nimmt die Bildmitte ein. Unbekleidet bis auf Krone, Mantel und soldatische Fußbekleidung, verfaßt er die Psalmen zum Klang seiner Harfe und im Schritt seines Tanzes auf wolkenähnlichem Grund. Rechts und links von ihm stehen seine Leibwachen, die Kereter und Peleter, in der Rüstung spätrömischer Krieger. Ober- und unterhalb Davids sitzen die vier Hauptmusikanten des Königs – Asaph, Aeman, Aethan und Idithun –, die ihn auf ihren Instrumenten begleiten. Außerhalb der Mandorla wenden sich vier weibliche Halbfiguren – Prudentia, Justitia, Fortitudo und Temperantia – der Mitte zu, in einer Hand einen Palmzweig tragend, die andere in Beifall bezeugender Geste ausgestreckt.

Daß der Maler spätantike Formgebung beherrschte, wird auch hier in der Modellierung der nackten Körper und der Gewänder deutlich, und man kann mit Sicherheit sagen, daß er seine Figuren älteren Quellen entnahm. Die halbnackte, tanzende Gestalt Davids könnte aus einer Darstellung des Königs bei der Heimholung der Bundeslade nach Jerusalem (1. Chr. 15:15–29; 2. Sam. 6:14–16) abgeleitet sein. Bilder, die David flankiert von zwei weiblichen Figuren zeigen, die seine Weisheit und Prophetengabe verkörpern, sind aus der späteren byzantinischen Kunst bekannt. Wiederum übernahm der Künstler Vorlagen aus anderen Zusammenhängen und ordnete sie neu. So entzog er dem blauen und rosafarbenen Grund seine ursprüngliche Bedeutung als natürlichen Himmel, um ihn statt dessen als außerzeitlichen und außerweltlichen Bereich vorzuführen.

Natürlich haben auch andere karolingische Künstler in anderen Werkstätten ihre Vorlagen Veränderungen unterworfen, aber nur wenige waren so erfindungsreich wie dieser Maler. Mit seiner Einführung der Kardinaltugenden – die unteren sind halbnackt, wie sie nirgends sonst in der spätantiken oder frühmittelalterlichen Kunst auftreten – verwandelte er ein allgemeines Thema göttlicher Inspiration in ein spezielles: Die vier Kardinaltugenden sind nun Ergänzungen zu den vier Musikanten und zu der zentralen Figur des David, sehr ähnlich der Bezugsordnung zwischen Evangelistensymbolen, sitzenden Evangelisten und Christus in Maiestasdarstellungen (Tafel 23). [fol. 215 v]

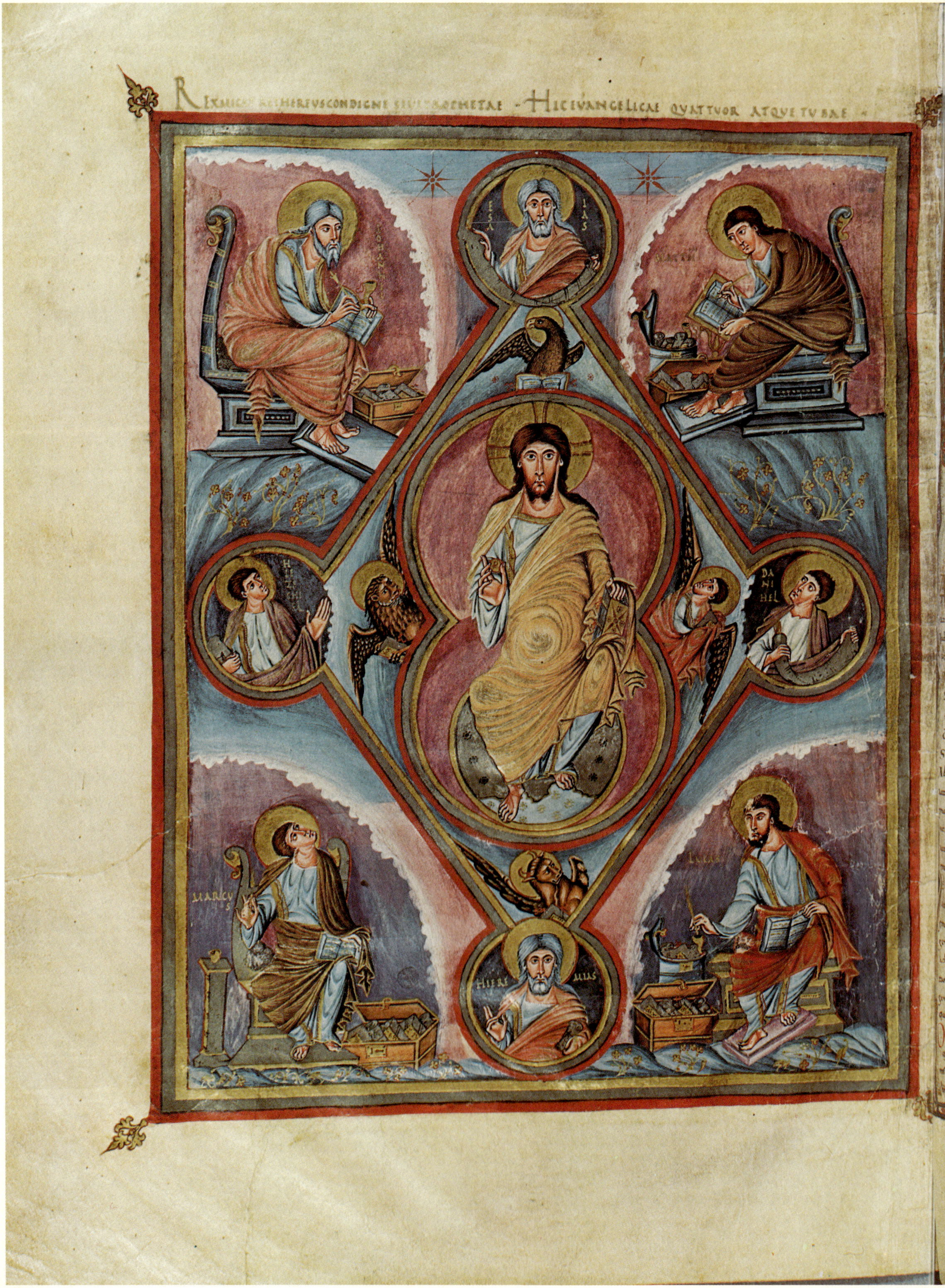
HICEVANGELICAE QUATTUOR ATQUE TUBAE
ESA IAS
DANIHEL
MARCUS
LUCAS
HIERE MIAS

23 Titelbild zu den Evangelien: Maiestas Domini

Die Wiederkunft Christi am Ende der Zeiten, wie sie von den Propheten vorausgesagt und in der Apokalypse offenbart war, ist ein Thema, das in Mosaiken und Fresken frühchristlicher Kirchen, im Osten wie im Westen, vielfältigen Ausdruck gefunden hatte. Auch in die Buchmalerei war das Thema schon vor der karolingischen Epoche eingedrungen. Die allmähliche Anpassung des Bildgegenstandes an mittelalterliche Sinngebung und Form läßt sich jedoch am klarsten in touronischen Handschriften beobachten. Der Maler der Maiestas-Seite der Vivian-Bibel – es ist der ideenreiche Künstler, der auch die Miniaturen von Hieronymus und von David (Tafel 21, 22) schuf – ersann eine höchst fortschrittliche Komposition, indem er geometrische Struktur, Erd- und Himmelsgrund sowie Figuren zu einem eschatologischen Bild verband, das, einer Bibelhandschrift angemessen, die Wahrheiten des Alten und Neuen Testamentes vereinigt.

Christus thront auf einer Weltkugel vor einer Mandorla, die die Gestalt einer 8 zeigt. Seine linke Hand stützt das geschlossene, auf dem linken Knie ruhende Buch, während seine Rechte die Abendmahlshostie hochhält, das Sinnbild der Erlösung. In Verbindung mit dieser Vision erscheinen die vier apokalyptischen Lebewesen als Symbole der Evangelisten in den Zwickeln zwischen der Mandorla und dem sie umschließenden rautenförmigen Rahmen. Sein Umriß ist ein Nachklang frühmittelalterlicher kosmologischer Schemata für die Gestalt der Welt. Die Medaillons an den Ecken der Raute zeigen Brustbilder der vier großen Propheten. Sie halten Spruchbänder, die das Alte Testament bedeuten, während die Evangelisten in den Ecken der Seite Codices in der Hand haben, die für das Neue Testament stehen.

Obwohl die Komposition durch eine begriffliche Ordnung festgelegt ist, rang der Künstler mit der Aufgabe, Figuren in dem verbleibenden Raum unterzubringen. Bei diesem Problem jedoch ging er nicht von spätantiken Werken, sondern von karolingischen aus, nämlich einem touronischen Maiestasbild, ähnlich jenem der Grandval-Bibel und einer Handschrift aus Reims, die stilistisch dem Ebo-Evangeliar verwandt gewesen sein muß (Tafel 14). Obwohl man kein Evangeliar aus Reims kennt, das eine Maiestas-Seite besessen hätte, ist die Auswirkung des reimsischen Stils doch in dem wirbelnden Muster fühlbar, das die goldenen Lichthöhungen über den Mantel Christi breiten. Der touronische Maler zwang aber das Ekstatische des Ebostils in die Grenzen der festen plastischen Form, wie sie auch auf seinen anderen Seiten in Erscheinung tritt. [fol. 329v]

Lothar-Evangeliar

Tours; zwischen 849 und 851
Paris, Bibliothèque Nationale, Lat. 266
221 Blatt 250 x 322 mm

In der Abtszeit des Laienabtes Graf Vivian wurde dem Widmungsgedicht (fol. 2r) zufolge die Handschrift im Auftrag Kaiser Lothars I. unter der Leitung von Sigislaus angefertigt. Da Tours zum Königreich Karls des Kahlen gehörte, muß der Codex nach der Aussöhnung Karls mit seinem Halbbruder Lothar im Januar 849 und vor dem Tod von Lothars Gemahlin Hermingard im Jahre 851 entstanden sein, weil sie in dem Widmungsgedicht genannt ist.
Diese Prunkhandschrift ist vollständig mit Gold geschrieben: der Evangelientext in Halbunzialen, denen Minuskeln folgen; Überschriften und Vorreden in Capitalis Rustica und Unzialen. Die Ausstattung besteht aus 9 gerahmten Incipitseiten, 12 Kanontafeln, 18 gerahmten Kapitelverzeichnissen, 5 Initialen und 6 Miniaturen. Diese zeigen: Thronbildnis Lothars (fol. 1v), Maiestas Domini (fol. 2r) und vier Evangelistenbilder (fol. 22v, 75v, 112v, 171v).
Im Jahr 1367 befand sich die Handschrift anscheinend im Kloster Pontifroid bei Metz. Zu Beginn des 16. Jahrhunderts war sie Bestandteil der königlichen Bibliothek in Blois.

24 Kanontafel

Das Evangeliar Kaiser Lothars ist eine der subtilsten – wenn nicht überhaupt die subtilste – unter den noch erhaltenen in Tours gefertigten Handschriften. Es gibt gute Gründe für die Annahme, daß dieses Evangeliar von dem Schreiber und dem besten der drei Maler der Vivian-Bibel (Tafel 21, 22, 23) illuminiert wurde. Das technische Können und die künstlerische Sicherheit dieser Meister hatten inzwischen einen Grad der Reife und Differenziertheit erlangt, der dem kaiserlichen Auftrag würdig war. In dem Werk dieser Künstler wird stärker als bei den meisten anderen das eigentliche Anliegen der karolingischen ›Renaissance‹ spürbar, nämlich der Wille, die antike Form nicht bloß zu imitieren, sondern ihr Wesen zu erfassen und einer neuen Struktur mit neuem Ausdruckswillen einzuverleiben.
Obwohl reich geschmückt, macht die hier abgebildete Kanontafel den Eindruck vollkommener Klarheit und Festigkeit. Im Gegensatz zu den Kanontafeln des Soissons- oder des Ebo-Evangeliars (Tafel 5, 13) wird diese Festigkeit nicht durch Vortäuschung solider Architektur erreicht. Die zarten, silhouettenhaften, an Metallarbeit erinnernden Formen von Rahmen und Bogen, von Pflanzen- oder Tiermotiven, sowie der zurückhaltende Gebrauch der Farbe betonen die Pergamentoberfläche mehr, als daß sie sie zurückdrängen. Rahmen und Bogen bilden das Element der Ruhe, zu dem die Kapitelziffern und ihre horizontalen Trennungslinien in ausgewogenem Verhältnis stehen; dasselbe unbeirrbare Gefühl für Gleichgewicht hält die große Scheibe mit den Kanonnummern in harmonischer Schwebe. Doch diese feste Ordnung ist imstande, jenseits ihrer Grenzen Flora und Fauna hervorzubringen: Die Balkenenden an den oberen Ecken des Rahmens werden biegsam und verwandeln sich in Tierköpfe, aus deren Mäulern Akanthusblätter wachsen. Ein ähnliches Motiv erscheint an den unteren Ecken, doch hat hier der Sinn des Künstlers für tektonische Richtigkeit es nicht zugelassen, daß die Ränder

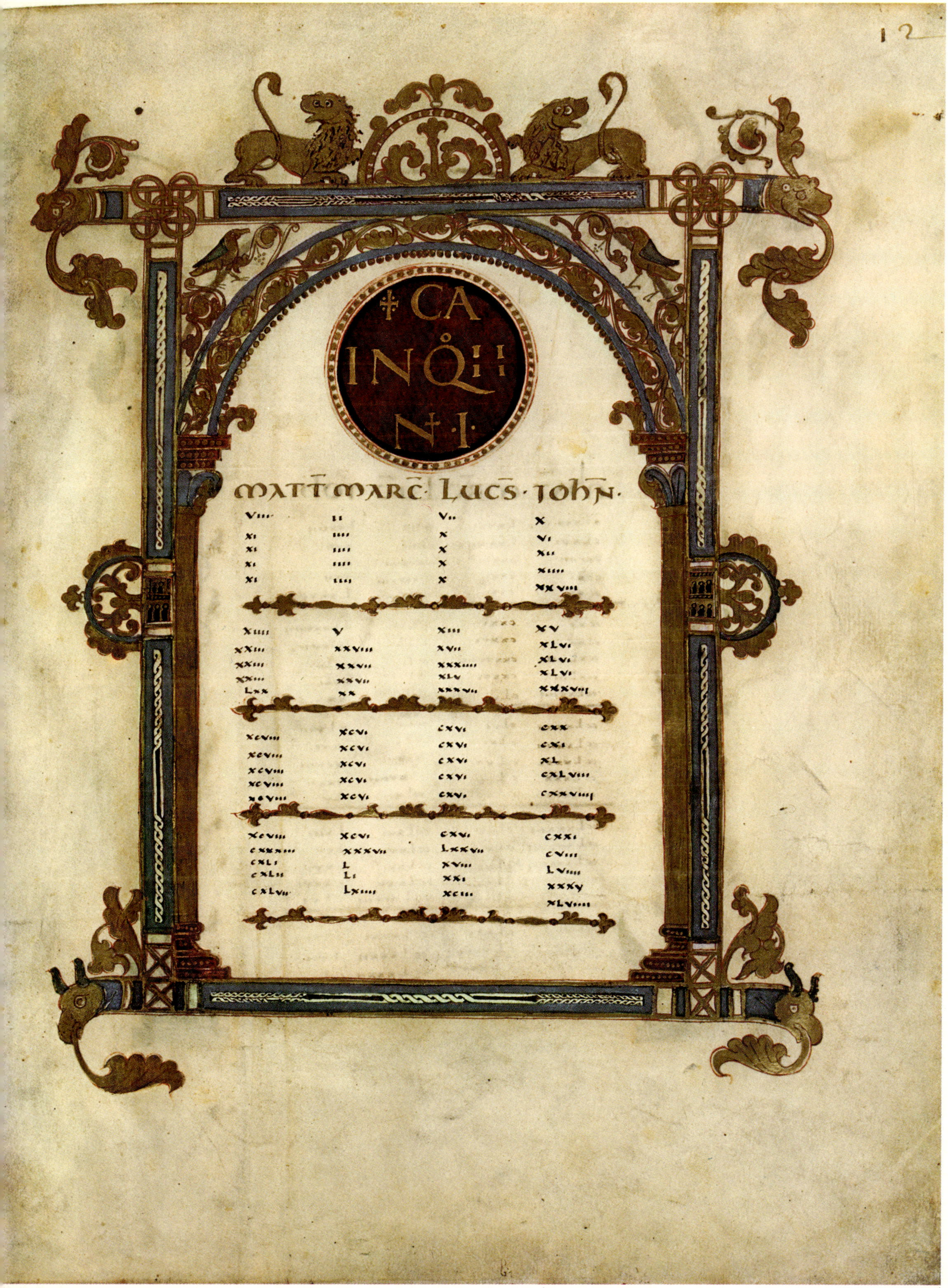
MATT MARC LUCS IOHN

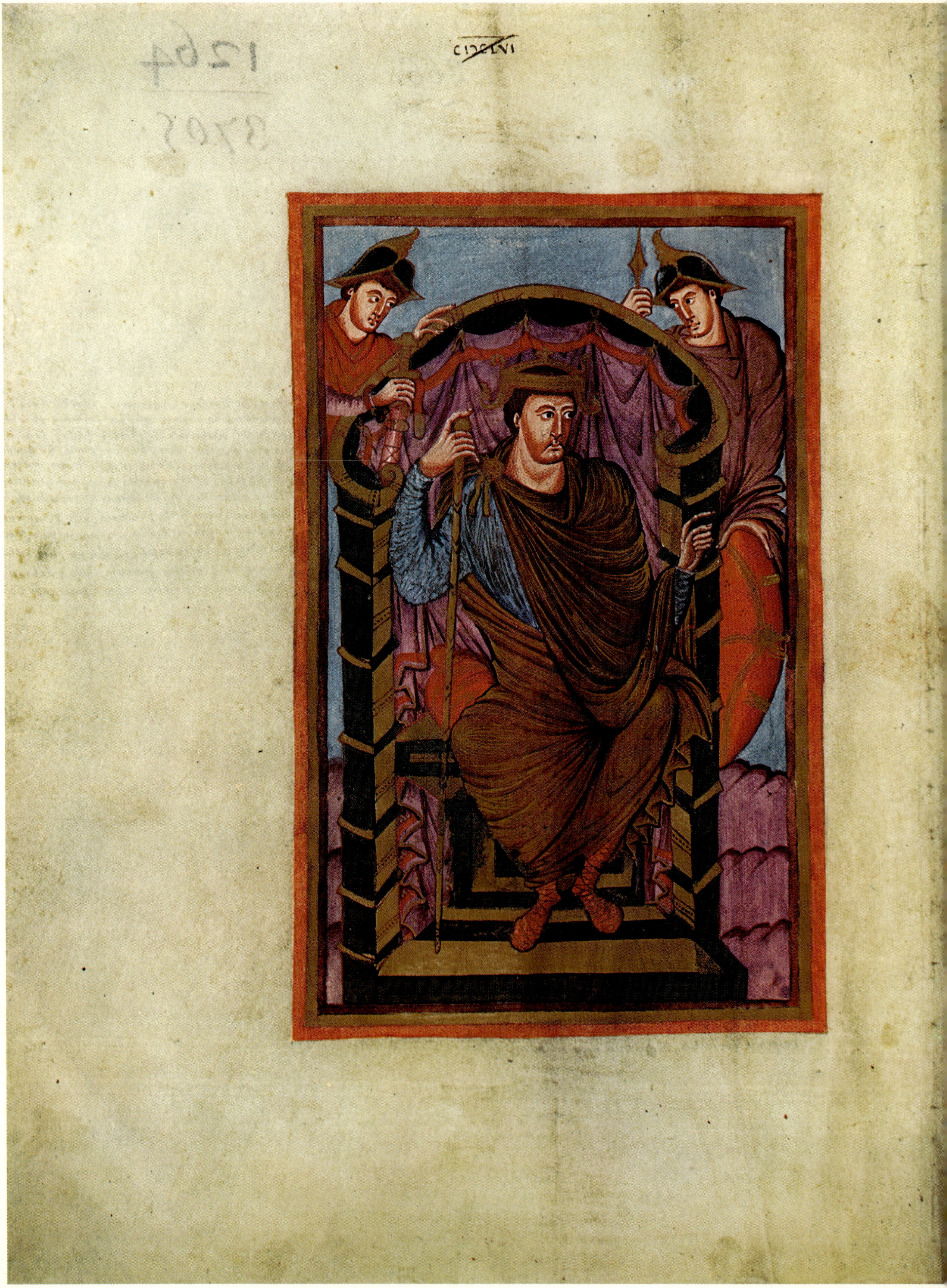

in Schlingwerk übergehen. Die ausschwingenden Zierformen zu beiden Seiten des Rahmens und auf seinem Scheitel – dort von zwei heraldischen Löwen flankiert – vervollständigen eine Seite, deren Schönheit in der wohlbemessenen Ausschmükkung eines strengen Gefüges mit Buchstaben und belebendem Dekor besteht.

[fol. 12 r]

25 Kaiser Lothar

Das Bildnis Lothars geht unzweifelhaft auf die Darstellung eines spätantiken Herrschers zurück. Die frontale Sitzhaltung mit abgespreizten Knien, der leicht zurückgesetzte linke Fuß und die rechte, auf das lange Szepter gestützte Hand machen diese Abkunft deutlich. Der Maler muß den Stil seiner Vorlage sorgfältig studiert haben, um den natürlichen Faltenwurf des Mantels zustande zu bringen und ihm zugleich Reliefcharakter zu verleihen. Diese entlehnten Elemente sind jedoch einem unverkennbar karolingischen Bild einverleibt, das einerseits die mächtige, physische Anwesenheit des Kaisers beschwört, sie andererseits aber fest in die Fläche bannt.

In aufsteigender Anordnung hintereinandergesetzt, füllen die Gestalt Lothars, der Thron und die beiden Thronwächter fast den ganzen Rahmen aus und schmiegen sich in ihre eigenen, flachen Raumschichten. Eine gewisse räumliche Tiefe wird durch den Thron angedeutet, aber die Hauptfunktion seiner Rundung besteht nicht darin, dem massiven Körper des Kaisers einen Sitz zu bieten, sondern sein mächtiges Haupt und seine breiten Schultern zu überfangen. Dieses Umschlossensein wird jedoch abgeschwächt durch die Wendung des Kopfes und der intensiv blickenden Augen zur rechten Seite hin; im gleichen Sinn wirkt der hinweisende Gestus der linken Hand. Die ganze Komposition, obwohl in sich ausgewogen, ist nach rechts gerichtet und geöffnet. Der Thron ist links der Mittelachse angeordnet, und die Bewegung der Hände leitet das Auge von links oben her nach rechts. Selbst die Verteilung der roten Farbpartien unterstreicht diesen Richtungsverlauf.

Die Abwandlung einer streng frontalen, zentralen, in eine die Bewegung nach rechts betonende Komposition wird erst dann voll wirksam, wenn die geöffnete Handschrift die gegenüberliegende Recto-Seite zeigt, die in goldenen Lettern auf purpurgrundiertem Feld das Widmungsgedicht enthält. Lothar weist hin auf die Verse, die seine Herrschaft preisen, ihn als Auftraggeber und Stifter dieses Evangeliars für die Abtei von Saint-Martin in Tours benennen und ihn den Fürsprachegebeten dessen empfehlen, der sein Bildnis und die Handschrift betrachtet.

[fol. 1 v]

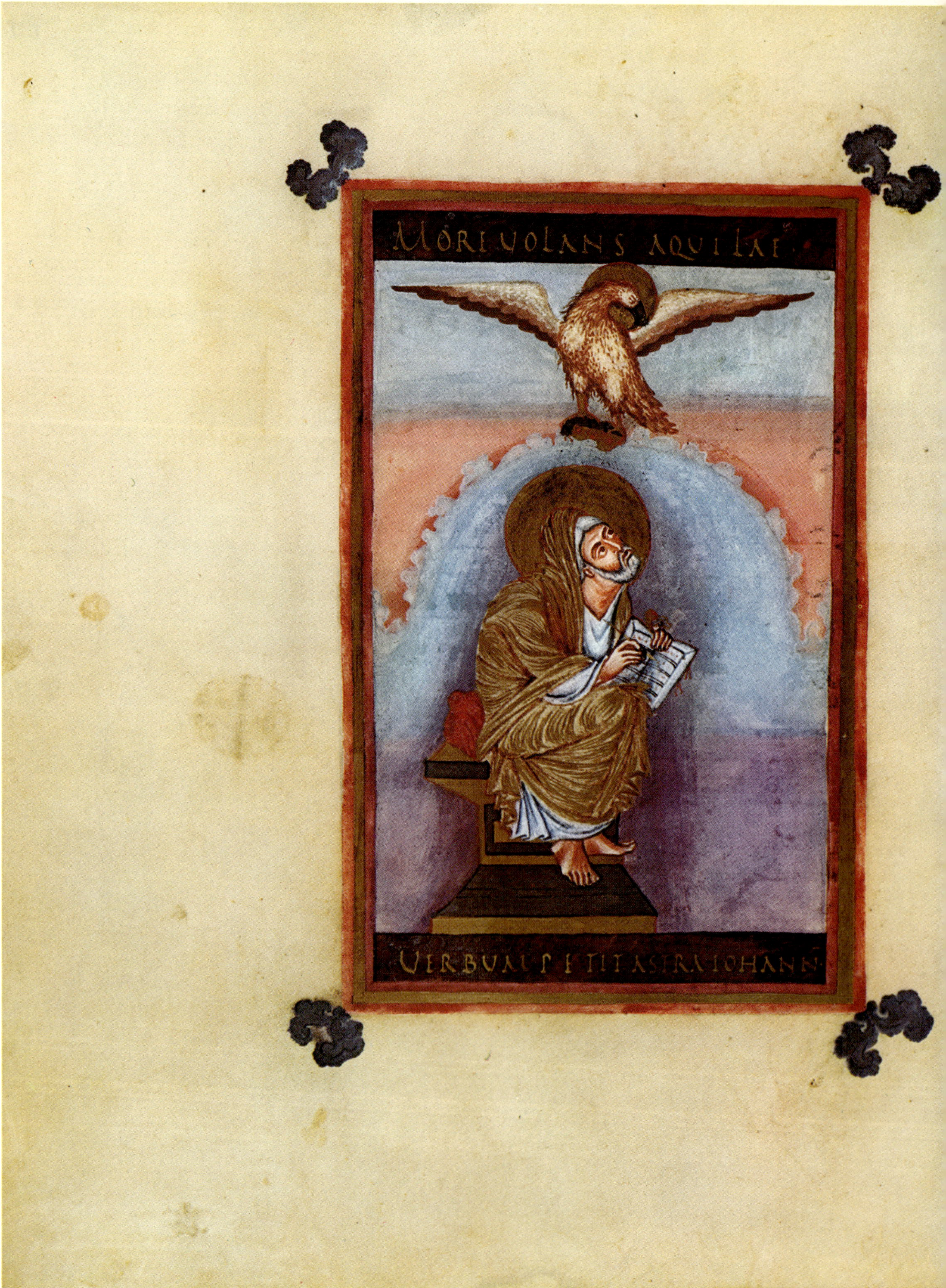
MORE UOLANS AQUILAE
UERBUM PETIT ASTRA IOHANN

26 Evangelist Johannes

Mit dem Porträt des Kaisers (Tafel 25) hatte der Maler des Lothar-Evangeliars ein Bildnis geschaffen, dessen Unmittelbarkeit und Kraft in der touronischen und darüber hinaus in der karolingischen Buchmalerei keine nachweisbaren Vorstufen besitzen. Seine Evangelistenbilder hingegen sind Endergebnisse der langen und ausdauernden Bemühungen touronischer Künstler, aus einem Grundstock von Vorlagen immer wieder neue Variationen zu entwickeln. Diesen Grundstock lieferte ein Evangeliar, das mutmaßlich in Rom zwischen 650 und 750 angefertigt worden war. Schritt für Schritt wurden Teile dieser Vorlagen untereinander ausgetauscht, und als Bereicherung trat hinzu, was die Künstler von verfügbaren spätantiken Werken gelernt hatten, sowie auch vom Beispiel des Reimser Evangeliars, dessen Einfluß bereits in der Maiestas Domini der Vivian-Bibel zu erkennen war.
Vergleicht man das Bild des Evangelisten Johannes in der linken oberen Ecke der Maiestasdarstellung der Vivian-Bibel (Tafel 23) mit dem Johannes des Lothar-Evangeliars, so wird deutlich, daß der Künstler die ältere Figur als Ausgangspunkt heranzog. Den höhlenartigen Hintergrund auf dem Blatt der Vivian-Bibel formte er um in eine farbige Wolke, die die Existenz des Evangelisten in einen unirdischen Bereich entrückt. Da das Bild eine Seite für sich einnimmt, folgte der Buchmaler natürlich der alten Tradition, den Evangelisten in Verbindung mit seinem Symbol wiederzugeben. So fügte er auch auf zwei purpurnen Streifen Auszüge aus dem Carmen Paschale des Sedulius (1. Hälfte des 5. Jahrhunderts) hinzu. Diese Auszüge, dem obengenannten römischen Vorbild entstammend, erscheinen auf allen Evangelistenbildern touronischer Evangeliare.
Der wesentliche Unterschied zwischen den beiden Johannesdarstellungen ist jedoch einmal die Zunahme der Ausdruckskraft im Lothar-Evangeliar, zum anderen der bemerkenswerte Fortschritt in der Fähigkeit, die Eigentümlichkeit von Stoff zu erfassen, ihn den Körperformen anzuschmiegen und sie zu modellieren. Das expressive Element scheint über ein erneutes Studium des Reimser Evangeliars gewonnen zu sein, während das neue Verständnis für das Verhalten von dünnem, körperumhüllendem Tuch auf eine intensivere Beschäftigung mit spätantiken Werken zurückgehen muß. Im Lothar-Evangeliar halten diese beiden Impulse einander im Gleichgewicht und verleihen seinen Evangelisten eine besondere Energie, sowohl psychischer wie physischer Art. Doch in den Evangelistenporträts einer nur wenig jüngeren touronischen Handschrift, dem sogenannten Dufay-Evangeliar (Paris, Bibliothèque Nationale, lat. 9385), gewinnt das antike Element derart die Oberhand, daß man von einer ›touronischen Spätantike‹ sprechen kann, ungeachtet ihrer kurzen Lebensdauer: Die Schreibschule verlor ihre Rolle als führendes Zentrum, nachdem die Normannen Tours im Jahre 853 zerstört hatten. [fol. 171 v]

Fluuius quem heridanum dicunt hab& stellas primo flexu .iii. secundo .iii. tertio .vii. quae dicuntur ora nili. summa .xiii. huic sub est stella quae canopus appellatur.

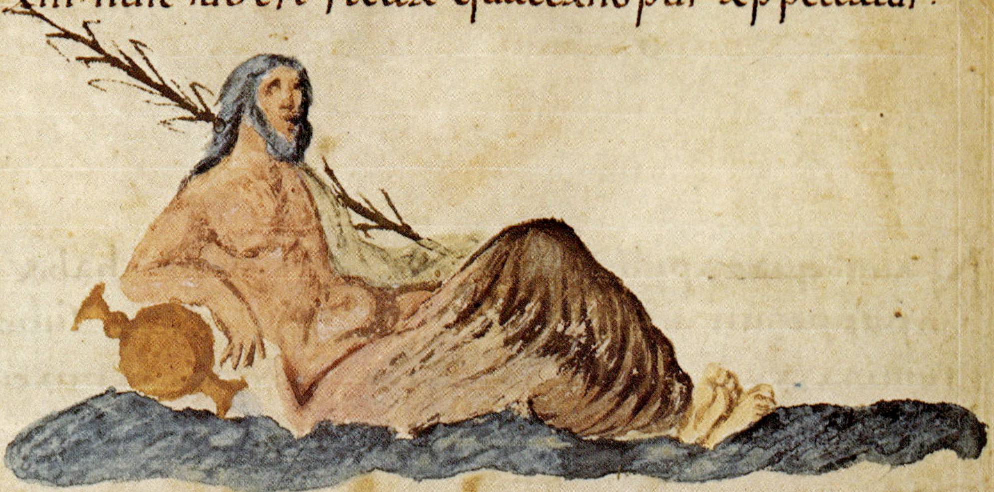

Piscis magnus hab& stellas .xii. in ordine positas a capite usque ad caudam

Ara siue sacrarium. hab& stellas .iiii. duas in igne qui ei inpositus ard&. & in basi duas.

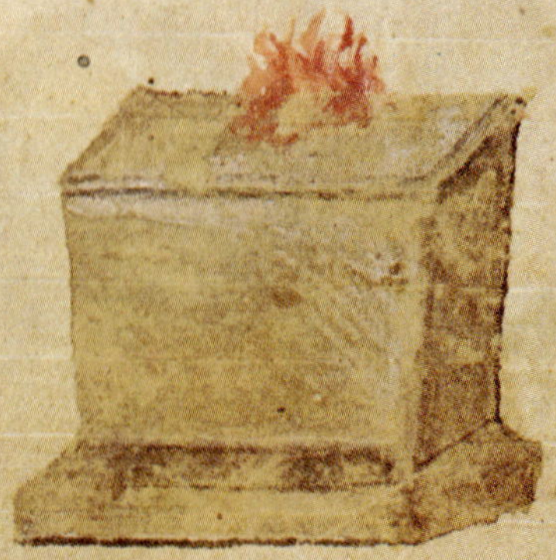

Astronomisch-komputistisches Lehrbuch

Metz; um 840
Madrid, Biblioteca Nacional, Cod. 3307
76 Blatt 300 x 238 mm

Unvollständige Kopie eines Lehrbuches, das um 810 am Hof Karls des Großen entstand. Text in Minuskeln, ausgeschmückt mit 41 Illustrationen zu den Sternbildern sowie vier Darstellungen, die ihre Positionen und ihren Lauf veranschaulichen.
Gegen Ende des 9. Jahrhunderts befand sich die Handschrift in der Abtei von Prüm und wurde um 922 in die Diözese Lüttich überführt. 1543 war sie im Besitz von Franciscus Monachi, einem Franziskanermönch aus dem spanischen Sizilien.

27 Eridanus, Piscis, Ara

Die karolingischen Gelehrten befaßten sich intensiv mit den ›Sieben Freien Künsten‹, darunter auch der Astronomie. Die Beobachtungen astronomischer Vorgänge war unerläßlich für die Festlegung der beweglichen Daten des Kalenders. Deshalb rief Karl der Große im Jahre 809 Gelehrte zusammen, die eine Verbesserung der Berechnung versuchen sollten. Ergebnis ihrer Bemühungen war ein aus Auszügen von Plinius, Hyginus, Isidor und Beda zusammengestelltes Lehrbuch, das, im Original verloren, in vier unvollständigen Kopien des 9. Jahrhunderts widergespiegelt ist.
Die schönste dieser Kopien, zugleich die einzige mit voll ausgemalten Miniaturen, ist die in Metz während der Amtszeit Drogos angefertigte Handschrift. Obwohl die Darstellungen auf der hier abgebildeten Seite daraus ohne die Sterne erscheinen, die die Form der Sternbilder markieren, wiederholen sie eindeutig spätantike Vorbilder. Man nimmt jedoch an, daß sie nach dem Lehrbuch kopiert sind, das am Hofe Karls des Großen geschrieben und von einem Nachfolger der Meister des Krönungsevangeliars illustriert worden sein muß. Diese Künstler waren zu der Zeit die einzigen, die den Stil und die Malweise spätantiker Kunst nachzugestalten vermochten. Ein Vergleich mit den Evangelistenbildern des Krönungsevangeliars (Tafel 8, 10) macht indessen deutlich, daß der Metzer Buchmaler opake Farben und kräftige Modellierung aufgab zugunsten einer Malweise mit breit aufgetragenen, durchsichtigen Farben und lockeren Pinselstrichen für die Schattierung. Eine verwandte Technik zeigen auch die mit erzählenden Darstellungen geschmückten Initialen des prachtvollen Sakramentars (Tafel 28, 29), das für Drogo während der späteren Jahre seiner Amtszeit als Erzbischof (844-855) angefertigt wurde.
Obwohl das Lehrbuch eine für Bischof Drogo kopierte illustrierte Prachtausgabe war, wurde es nicht nur als kostbarer Gegenstand angesehen, sondern mit Eintragungen zu astronomischen Ereignissen auf den neuesten Stand gebracht; so wurde für 840 wie für 876 je eine Sonnenfinsternis vermerkt. [fol. 61 v]

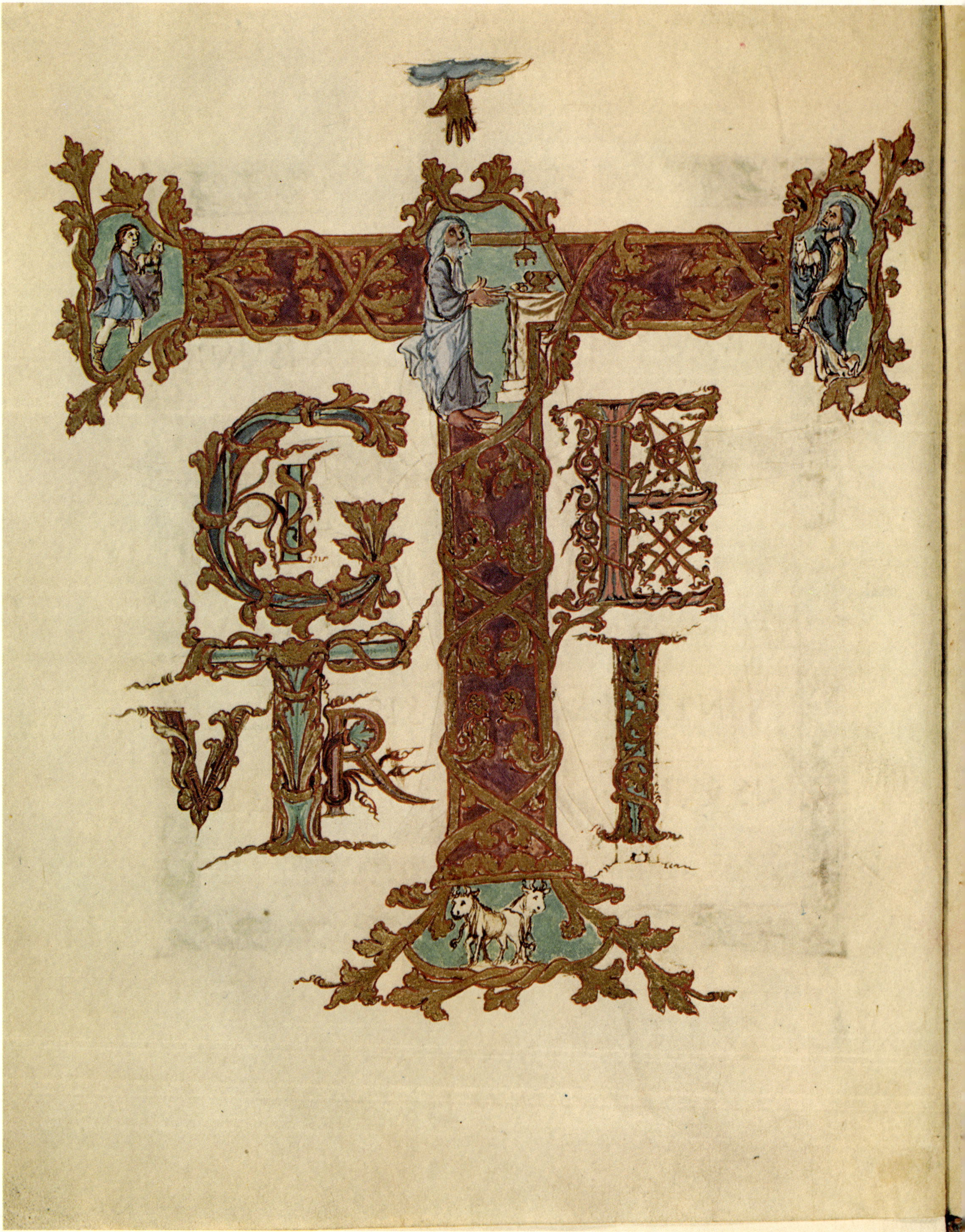

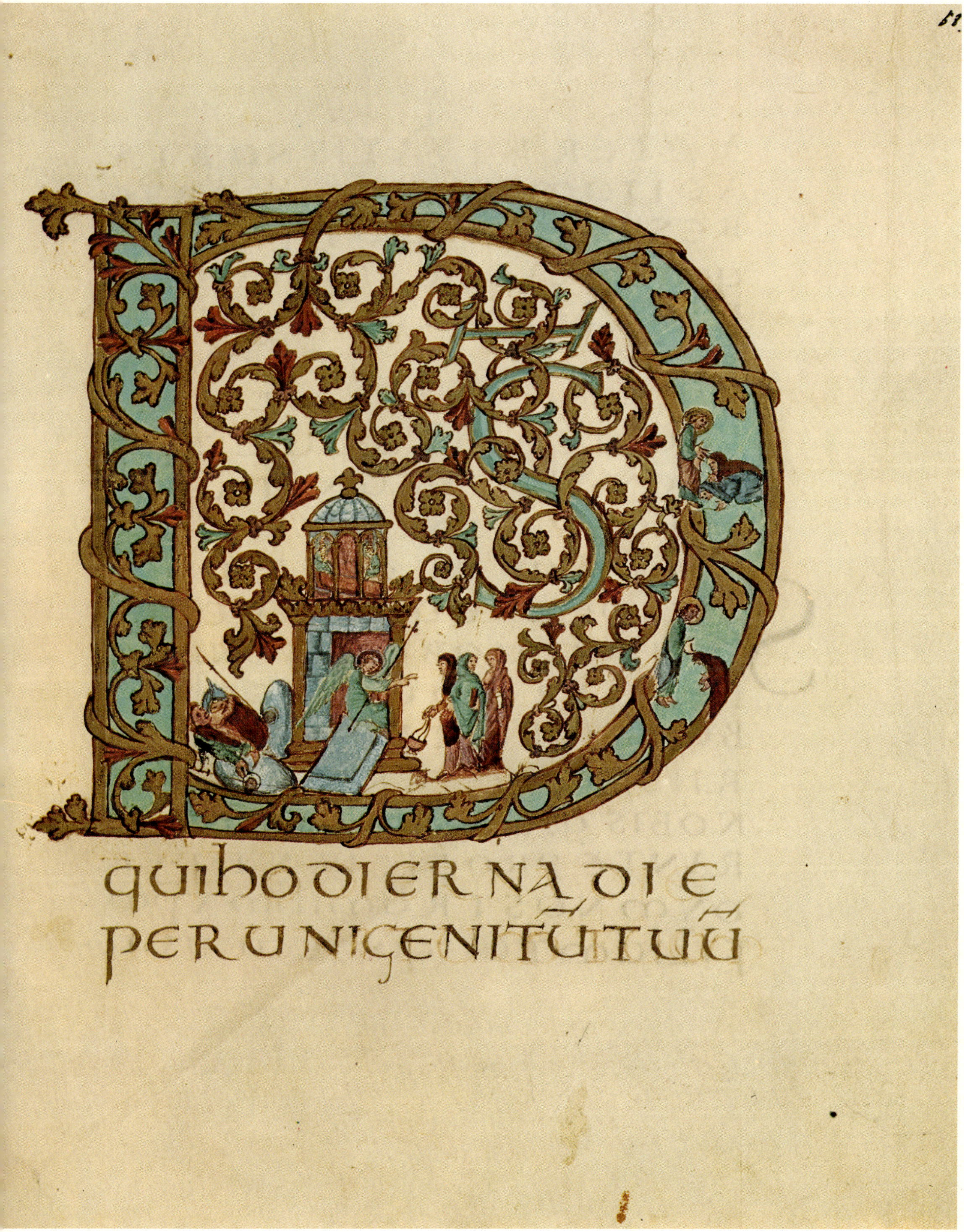
quihodierna die
perunigenitũ tuũ

Drogo-Sakramentar

Metz; zwischen 850 und 855
Paris, Bibliothèque Nationale, Lat. 9428
130 Blatt 264 x 214 mm

Das Sakramentar enthält die Gebete für die Meßfeier. Es schließt sich im Text an jenes Exemplar an, das Karl der Große von Papst Hadrian I. erbeten und 785 oder 786 erhalten hatte, von Alcuin mit Ergänzungen versehen. Aus Zufügungen ergibt sich, daß der Codex für den Gebrauch der Kathedrale von Metz bestimmt war. Der Auftraggeber ist ohne Zweifel Erzbischof Drogo (844-855), dessen Name in goldenen Unzialen am Ende einer Liste der Bischöfe von Metz erscheint.
Die gesamte Handschrift ist in Gold geschrieben mit Hervorhebungen durch Kapitalen, Capitalis Rustica und Unzialen. Die reiche Ausstattung des Sakramentars zeigt Initialen, gerahmte Seiten oder gerahmte Felder. Besondere Beachtung verdienen die 41 Initialen mit Figuren oder Szenen. Die meisten illustrieren den Inhalt der zugehörigen Meßperikope.
Das Drogo-Sakramentar verblieb im Schatz der Kathedrale von Metz bis 1802, als es nach Paris gebracht wurde.

28-29 Initialen: Te Igitur und D mit Osterszenen

Die wenigen Handschriften, die in der Schreibschule Erzbischof Drogos von Metz hergestellt wurden, sind in Anlage und Ausmalung so durchdacht und einfallsreich, daß man dahinter wohl den erlesenen Geschmack des Auftraggebers vermuten darf. Drogos Illuminatoren und Schreiber waren sicher mit dem Stil des Krönungsevangeliars und touronischer Arbeiten vertraut; die Quellen für den ornamentalen Formenapparat und für die Szenenfolgen kennt man dagegen noch nicht.
Im Gegensatz zu allen Zierinitialen außerhalb von Metz übernehmen hier die Buchstabenbalken die Funktion eines Spaliers, um das sich goldenes Blattwerk windet. Bei der Initiale T[e igitur], die den Meßkanon einleitet, umschließen die Blattranken – der Buchstabe T hat Kreuzgestalt – vier Felder mit Figuren aus alttestamentarischen Szenen, die im Kanon als Präfigurationen der Opferung Christi genannt werden. Im Mittelbild zelebriert Melchisedek, Priesterkönig von Salem, das eucharistische Opfer auf einem Altar, während sein Auge zur Hand Gottes emporgewandt ist. In die gleiche Richtung blicken im linken Kreuzarm Abel, der das Lamm opfert, und rechts Abraham mit dem Widder im Arm. Eine Hand Abrahams weist auf die beiden Ochsen am Fuß des Buchstabens; Lamm, Widder und Ochse sind alttestamentarische Opfertiere.
Die Initiale D[eus] zum Ostergottesdienst umschließt eine Darstellung der drei Frauen am Grabe, denen der Engel die Auferstehung Christi verkündet. Zwei weitere kleine Szenen, die im Text nicht berücksichtigt sind, finden sich an der breitesten Ausbuchtung des D: Christus erscheint Maria Magdalena und der »anderen Maria« (Mat. 28:9), darunter: Christus erscheint Maria Magdalena allein (Joh. 20:14-17). [fol. 15 v und 58 r]

Evangeliar Sogenanntes Evangeliar Franz II.

Saint-Amand; 2. Hälfte des 9. Jahrhunderts
Paris, Bibliothèque Nationale, Lat. 257
200 Blatt 300 x 255 mm

Text in Minuskeln, Überschriften in Unzialen. Der Schmuck besteht aus zwölf Kanontafeln (fol. 6v-12r), vier Incipitseiten (fol. 13v, 61v, 95v, 148v), fünf ganzseitigen Initialen in Gold und Silber, von Bogen gerahmt (fol. 1r, 14r, 62r, 96r, 149r) und fünf Miniaturen: Kreuzigung (fol. 12v) und vier Evangelisten (fol. 13r, 60v, 94v, 147v). Den von Arkaden gerahmten Bildnissen des Markus, Lukas und Johannes stehen die Darstellungen ihrer Symbole in von jeweils gleichartigen Arkaden umschlossenen Medaillons gegenüber. Das Wappen auf dem Ledereinband ist entweder das Franz' I. oder Franz' II.

30-31 Evangelist Johannes und sein Symbol

Wir kennen die besonderen Umstände nicht, die die Schreibschule von Saint-Amand veranlaßten, ihre traditionelle Ablehnung der figürlichen Darstellung hier aufzugeben und Evangelistenbilder und -symbole in diese Handschrift aufzunehmen. Welcher Art das in Saint-Amand verfügbare Vorbild auch gewesen sein mag, es ist kaum anzunehmen, daß Buchmaler mit ganz anderer Malweise durch eine Vorlage so beeinflußt worden sein könnten, daß sie Miniaturen von der Qualität der hier abgebildeten zuwege gebracht hätten. Es ist deshalb wahrscheinlich, daß ein Künstler aus einer anderen Schreibschule nach Saint-Amand kam. Sein einziges greifbares Zugeständnis an den lokalen Stil sind die Kapitelle, die den Vogelkopf-Flechtwerk-Bekrönungen frankosächsischer Initialen entsprechen. Seine Herkunft läßt sich nicht nachweisen, doch ist sein Stil zweifellos von reimsischer Kunst geprägt. Man vergleiche zum Beispiel die Bäume zu seiten des Evangelisten mit einem Baum im Utrecht-Psalter (Abb. II) und den mittleren Baum auf der gegenüberliegenden Seite mit jenem in der oberen linken Ecke des Matthäusbildes im Ebo-Evangeliar (Tafel 14). Im Unterschied jedoch zu den Künstlern Ebos beseitigte dieser Buchmaler, der mehr als eine Generation später tätig war, fast alle Raumandeutung, indem er den Hintergrund innerhalb der Arkade in eine ebenmäßig getönte Folie für den Evangelisten und eine darüberliegende Zone von Kumuluswolken einteilte. Parallel dazu zeigt die Modellierung von Mantel und Tunika des Evangelisten eine Festigkeit und Klarheit der Zeichnung, die völlig verschieden ist von den erregten Oberflächen der Ebo-Periode. Obwohl in späteren reimsischen Miniaturen aus der Zeit des Erzbischofs Hincmar (845-882) ebenfalls eine Neigung zu festeren Formen aufkommt, ist dies kein ausreichender Grund, den Maler mit einer in Reims lokalisierten Werkstatt zu verbinden. In der zweiten Hälfte des 9. Jahrhunderts hat der Austausch von Handschriften – und Buchmalern – dazu geführt, daß sich innerhalb der weit verstreut liegenden Schreibschulen bei aller Unterschiedlichkeit doch Zusammenhänge und Verwandtschaften des Stils ausbildeten. [fol. 147v und 148r]

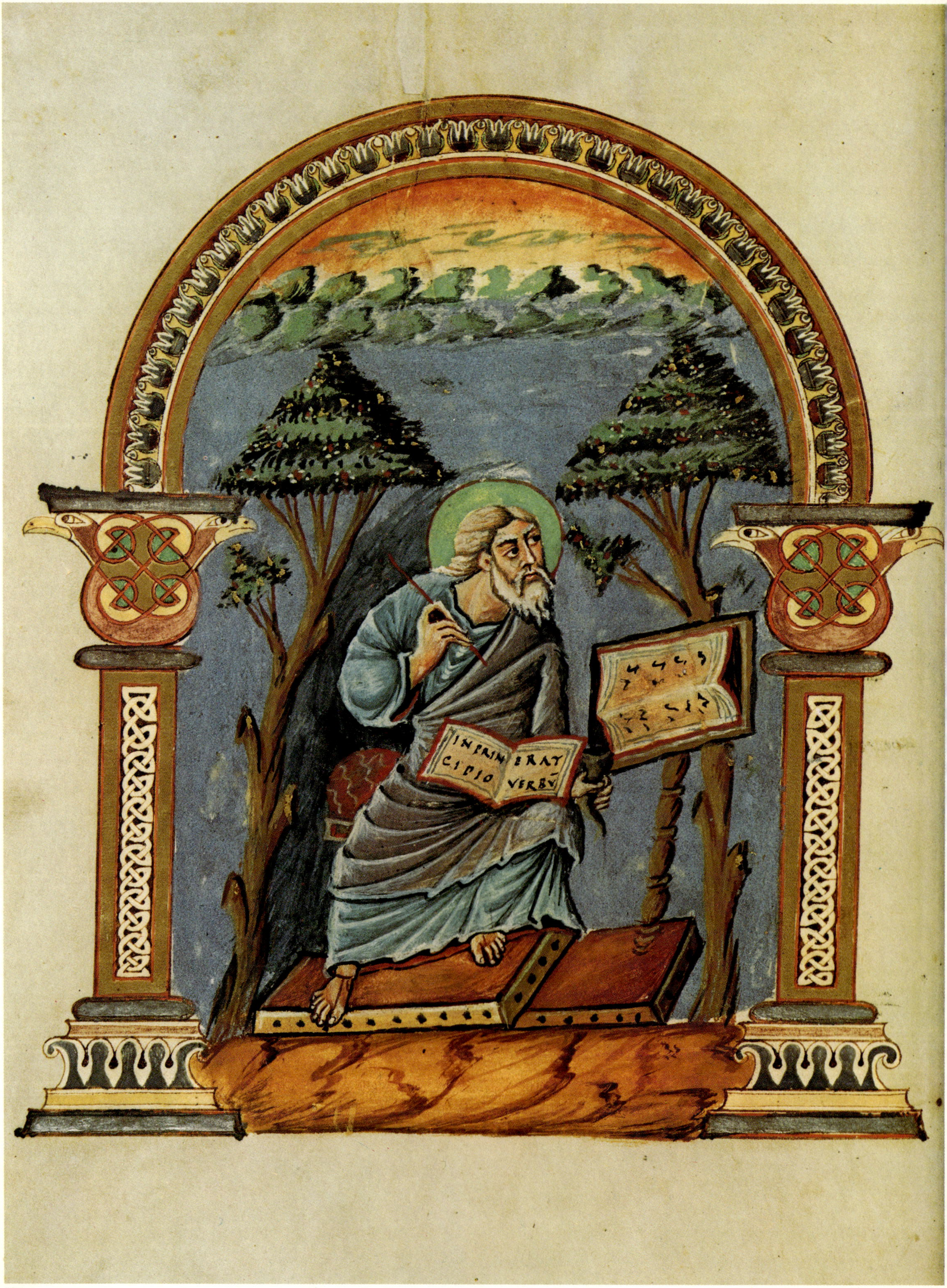
IN PRIN ERAT
CIPIO VERBŪ

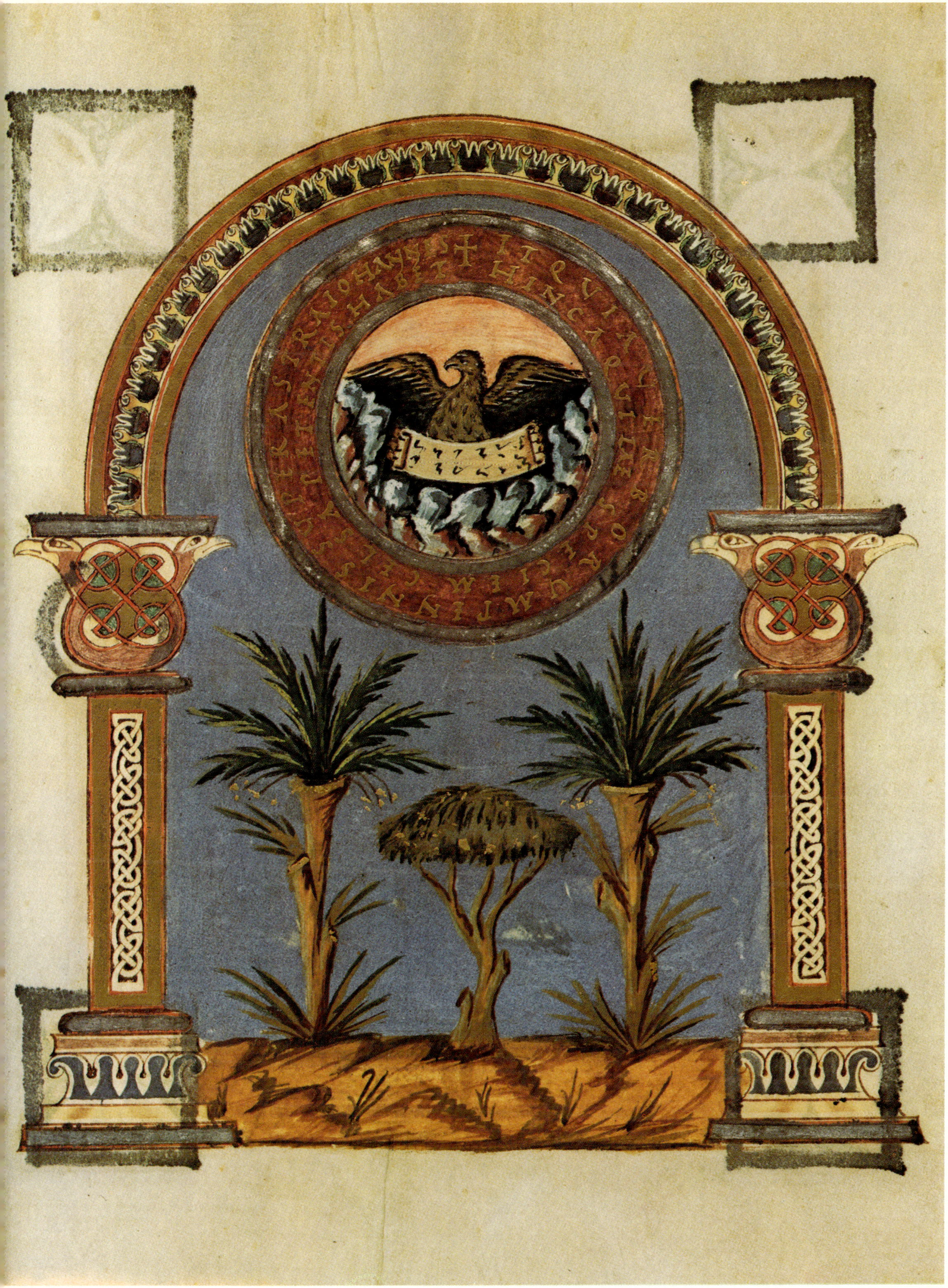

Sakramentar-Fragment aus Metz

Hofschule Karls des Kahlen; um 870
Paris, Bibliothèque Nationale, Lat. 1141
10 Blatt 270 x 210 mm

Die Handschrift war als vollständiges Sakramentar geplant, blieb aber unvollendet und enthält nur den Anfang des Sakramentars mit dem Meßkanon.
Die wenigen Seiten jedoch verraten eine ungewöhnliche Sorgfalt in der Ausführung des reichen Schmucks. Der Titel und die Ordo Missae sind auf den ersten drei Seiten in abwechselnden Zeilen von goldenen, grünen und roten Kapitalen auf das naturfarbene Pergament geschrieben (fol. 1r-2r). Alle folgenden Seiten sind üppig gerahmt. Der Anfang der Präfatio zeigt goldene Kapitalen auf Purpurbändern, die voneinander durch alternierend grüne und blaue Streifen getrennt sind (fol. 3v). Die erste Seite des Meßkanon ist in goldenen Unzialen ausgeführt (fol. 7r), die anschließenden Seiten in goldenen Minuskeln. Kleine Purpurfelder hinterlegen die Buchstaben, mit denen ein Abschnitt oder ein wichtiger Name beginnt. Die weitere Ausschmückung besteht aus einer ornamentierten ganzseitigen Initiale (fol. 4r), einer anderen Initiale mit dem Bildnis des Gekreuzigten (fol. 6v) sowie fünf Miniaturen: ein stehender karolingischer Herrscher, von zwei Bischöfen umgeben und von der Hand Gottes gekrönt (fol. 2v), Papst Gregor, vom Heiligen Geist inspiriert (fol. 3r), Maiestas Domini mit Engelchören, unter ihnen ein Seraph (fol. 5r), die himmlische Hierarchie (fol. 5v), Christus in der Mandorla mir Seraphim und Personifikationen von Terra und Oceanus (fol. 6r).
Die frühe Geschichte des Sakramentar-Fragmentes ist ungeklärt. Im Jahr 1732 wurde es aus dem Nachlaß Colberts für die königliche Bibliothek erworben.

32 Der hl. Gregor

Als sinngemäße Illustration zu einem Sakramentar bringt diese Seite eine Darstellung Gregors des Großen, des Verfassers der Meßformulare. Sie waren im karolingischen Bereich in Gebrauch, seit Karl der Große die liturgischen Reformen eingeleitet hatte. Die Komposition hält sich an ein spätantikes Schema für die Wiedergabe eines hohen Würdenträgers, der zwei kleineren Schreibern diktiert. Der besondere Inhalt der Miniatur beruht auf folgender Legende: Als der hl. Gregor seine Homilien über Ezechiel diktierte, legte er oft eine Pause ein. Der Schreiber, von dem Heiligen durch einen Vorhang getrennt, war darüber beunruhigt und bohrte mit seinem Schreibgriffel ein Loch in den Stoff, durch das er die Taube des Heiligen Geistes nahe am Kopf des hl. Gregor erblickte, der sein Diktat erst dann wiederaufnahm, wenn die Taube ihren Schnabel von seinem Mund zurückzog.
Auf dieser frühesten uns bekannten Wiedergabe dieser Legende von der göttlichen Inspiration hebt der neugierige Schreiber hurtig den Vorhang hoch, anstatt ihn zu durchbohren, wie es auf späteren, mittelalterlichen Miniaturen zu sehen ist. Dies unterstreicht das anekdotische Element und verleiht der Darstellung Bewegtheit und Lebendigkeit. Die Bewegung steht in nachdrücklichem Gegensatz zu der Ruhe des Heiligen und des Raumhintergrunds und erfüllt auch die meisten anderen Einzelheiten des Bildes: die sich kräuselnden Wolken, den ungleichmäßigen Faltenwurf des Vorhangs, die mehrfach geschwungenen Säume der Tuniken der Schreiber, die leicht hingesetzten Lichthöhungen, die die Oberfläche ihrer Gewänder

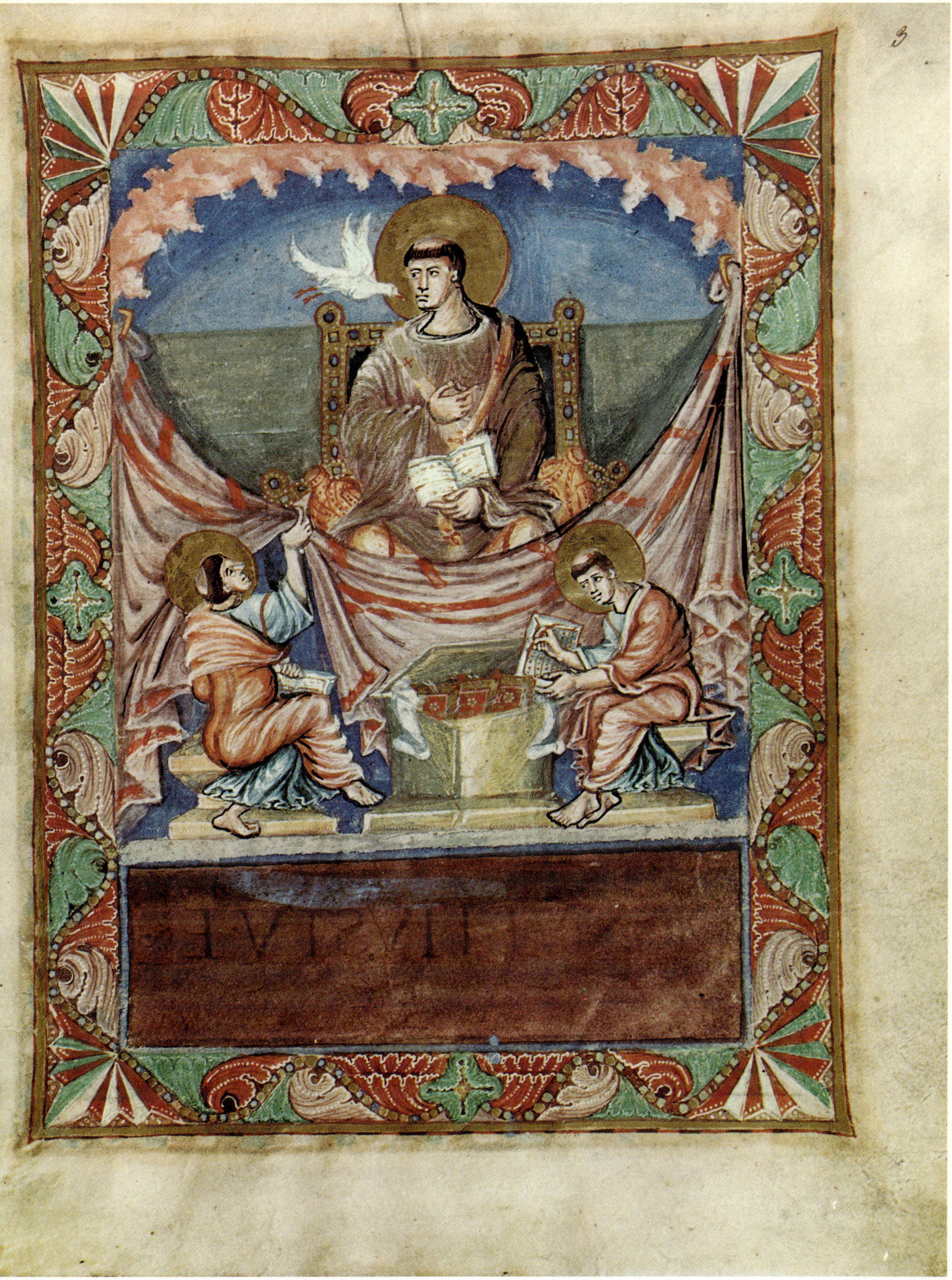

ebensosehr belebt wie modelliert, und sogar den wellenförmigen, die Richtung wechselnden Ablauf der üppigen Akanthus-Palmetten auf dem breiten Rahmen. Der prächtige, sorgfältig ausgearbeitete Rahmen ist ein charakteristisches Merkmal der Hofschule Karls des Kahlen; der Stil der Miniatur hingegen hat seine Wurzeln eindeutig in der Reimser Malerei. Kennzeichnend für diese späte Phase der karolingischen Buchmalerei und insbesondere für die eklektische Atmosphäre der Hofschule sind auch die Formen und Motive, die aus anderen Schreibschulen aufgenommen wurden. Auf dieser Seite zum Beispiel wird die Anlehnung an den Stil von Tours in der Gestalt des hl. Gregor deutlich. Zum Vergleich mag das Hieronymusbildnis aus der Vivian-Bibel (Tafel 21) dienen. [fol. 3 r]

33 Maiestas Domini

Die Eingangsworte zum Meßkanon, in goldenen Unzialen auf der links gegenüberstehenden Versoseite aufgezeichnet, sind hier in eine Vision von üppiger Pracht umgesetzt. Christus thront auf der Weltkugel und ist von der Mandorla umschlossen, die von den vier Evangelistensymbolen gestützt wird. Wie in der Vivian-Bibel (Tafel 23) hält Christus das geschlossene Buch mit der linken Hand auf seinem Knie, während die Rechte die erhobene Hostie vorzeigt. Verteilt auf drei Ränge zu seiten und unterhalb der Mandorla, verehren der Chor der Engel und ein Seraph die Majestät des Herrn entsprechend dem Text der Vorrede. Vier flügellose, männliche Figuren ducken sich hinter den wellenförmigen Begrenzungsstreifen des untersten Ranges, als befänden sie sich auf einem Balkon, und blicken mit scheuer Ehrfurcht auf die Erscheinung des Herrn über ihnen. Es müssen die vier Evangelisten gemeint sein, obwohl sie nicht, wie gewöhnlich, in Typen unterschieden sind.
Jede Figur, ja die ganze Seite ist von einer Begeisterung, einer Inbrunst erfüllt, die, obwohl jetzt lautstark und auf ein Ziel gerichtet, an das ungestüme Außersichsein der Evangelisten des Ebo-Evangeliars (Tafel 14) erinnert. Wiederum ist die geistige Erregtheit von Reims spürbar, aber auch der touronische Beitrag ist zu erkennen, nicht nur in dem Darstellungsschema für die Maiestas, sondern auch in der Aufteilung des Raumes in Schichten, wobei in aufsteigender Ordnung eine Zone teilweise die nächste überdeckt. Der Rahmen jedoch unterscheidet sich von reimsischen wie von touronischen Arbeiten. Sowohl die äußere goldene Leiste, wie Goldschmiedearbeit mit Gemmen besetzt, als auch der innere Streifen mit seiner Gliederung in Abschnitte – einige ahmen Porphyr nach – sind von den Rahmen der Handschriften aus der Hofschule Karls des Großen (Tafel 1, 6, 7) inspiriert. Wie in den Miniaturen dieser ersten bedeutenden Stufe karolingischer Buchillumination ist der Rahmen wieder zu einem unerläßlichen Bestandteil des Ganzen geworden. Doch die strengere Feierlichkeit der Zierformen in den früheren Arbeiten wird jetzt durch Kostbarkeit und ornamentale Überfülle ersetzt, um den Rahmen den Farben und erregten Formen des Bildes gleichwertig zu machen. [fol. 5 r]

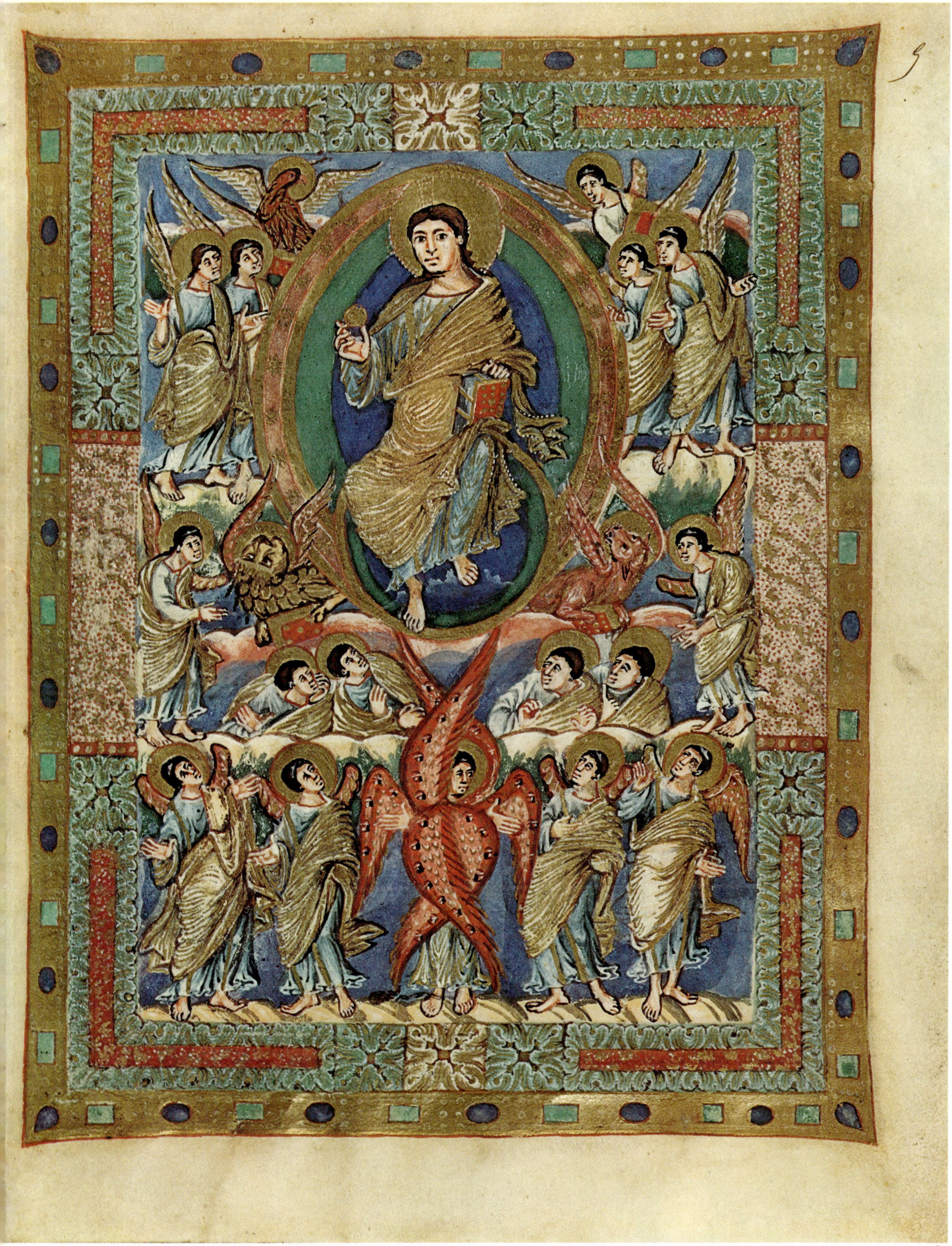

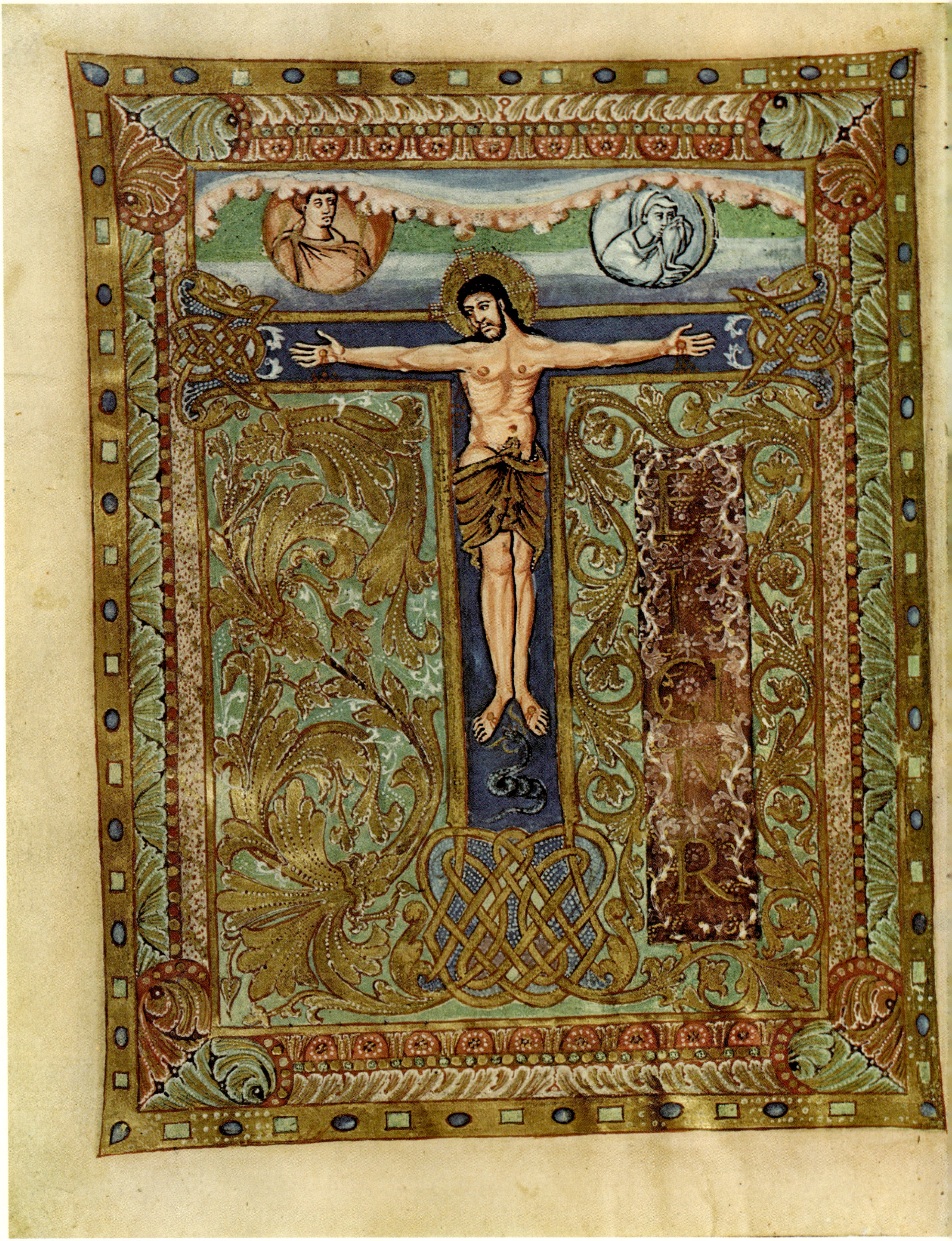

34 Initiale Te Igitur

Die Initiale am Anfang des Meßkanon ist hier zu einem reich ausgestalteten gerahmten Bild geworden. Während in dem älteren Drogo-Sakramentar die Opferung durch Präfigurationen aus dem Alten Testament (Tafel 28) vergegenwärtigt wurde, erscheint in dem Sakramentar-Fragment Christus selbst auf dem Buchstaben T. Mit geöffneten Augen und horizontal ausgestreckten Armen ist er als der lebende Christus dargestellt, der über den Tod triumphiert, symbolisiert durch die Schlange unter seinen Füßen. Die Personifikationen von Sonne und Mond, die in Medaillons oberhalb der Kreuzarme auftreten, sind traditionelle, die kosmische Bedeutung von Christi Opfertod am Kreuz zum Ausdruck bringende Bildelemente; die ungewöhnliche Wendung der weiblichen Figur des Mondes nach rechts mag hier speziell auf die Mondfinsternis verweisen, die beim Tod Christi eintrat.

Die Komposition wird durch den Buchstaben T gegliedert und beherrscht von der Figur Christi auf dem blaugrundierten T. Die goldenen Randleisten des Buchstabens gehen an den Balkenenden in verschlungene Bänder über, von denen ihrerseits üppige Akanthusranken ihren Ausgang nehmen, die die ganze lichtgrüne Fläche unterhalb der Kreuzarme überziehen. Diese goldenen Ranken lassen Akanthusformen als Quelle für den ornamentalen Formenschatz des Meisters erkennen, die in älteren Arbeiten der Schreibschule des Bischofs Drogo von Metz verwendet wurden (Tafel 28, 29). Doch ließ der jüngere Künstler die Ranken nicht den Buchstaben umwinden. Als ›Sprößlinge‹ der Flechtwerkknäufe scheinen sie die Fähigkeit eines unabhängigen und kräftigeren Wachstums gewonnen zu haben, und sie begleiten die Buchstaben ganz selbständig. Mit einem untrüglichen Sinn für das Gleichgewicht zwischen ruhender Form und vegetabilem Leben verwendete der Künstler für die Umrahmung des vertikalen Purpurstreifens rechts im Bild – er enthält die Kapitalen, die an die Initiale anschließen – kleinere und zahlreichere Volutenbildungen als links, wo die Akanthusranke ihre Blätter in einer einzigen großen Bewegung entfaltet. Die verschiedenen Motive des Rahmens wiederum antworten auf den Reichtum des Bildes und ergeben zusammen mit ihm eine Einheit von großer Pracht. [fol. 6v]

Codex Aureus aus St. Emmeram in Regensburg

Hofschule Karls des Kahlen; 870
München, Bayerische Staatsbibliothek, Clm. 14000
126 Blatt 420 x 330 mm (beschnittene Ränder)

Der Codex wurde von den Brüdern Beringar und Liuthard für Karl den Kahlen geschrieben und enthält die vier Evangelien mit zugehörigen Vorreden und Einleitungen sowie drei Widmungsgedichte (fol. 5 v, 97 v, 126 r). Das letzte Gedicht gibt das Datum und die Namen der Schreiber an.
Die Handschrift ist verschwenderisch ausgestaltet. Der Text ist in goldenen Unzialen geschrieben; Rahmen umschließen jede Seite und jede Textkolumne; die Muster der gegenüberliegenden Seiten entsprechen einander. Neben zwölf Kanontafeln (fol. 7r-12v) und vielen einzelnen Initialen enthält der Codex zehn ausgeschmückte Incipit- und Initialseiten, zwei am Anfang der Handschrift (fol. 1 v, 2 r) und jeweils zwei, die sich vor Beginn jedes Evangeliums gegenüberstehen (fol. 16 v-17 r, 46 v-47 r, 65 v-66 r, 97 v-98 r). Diesen Seiten sind die Evangelistenbilder vorangestellt (fol. 16 r, 46 r, 65 r, 97 r). Drei weitere Miniaturen befinden sich am Anfang der Handschrift: das Thronbildnis Karls des Kahlen (fol. 5 v), die Anbetung des Lammes (fol. 6 r) und die Maiestas Domini (fol. 6 v).
Quellen des 11. Jahrhunderts zufolge wurde die Handschrift um 893 von Kaiser Arnulf der Abtei von St. Emmeram in Regensburg geschenkt. Eine jüngere Miniatur und eine Inschrift auf dem ursprünglich leeren Blatt 1 v besagen, daß der Codex und sein Einband während der Amtszeit des Abtes Ramwold (979-1001) restauriert wurden. Der erhaltene Vorderdeckel ist mit Edelsteinen und Perlen besetzt sowie mit goldenen Reliefs, welche Christus in der Mandorla, die vier Evangelisten und vier Szenen aus dem Neuen Testament darstellen.

35 Evangelist Matthäus

Wenn es zulässig wäre, frühmittelalterliche Kunstwerke so zu betrachten, als seien sie Spiegelungen der Persönlichkeit ihrer Auftraggeber, und wenn man an das geisterfüllte, innere Feuer der Reimser Buchmalerei in der Amtszeit Ebos denkt, an die Eroberung und gezielte Umgestaltung antiker Vorlagen unter dem Laienabt Graf Vivian in Tours, oder an die einfallsreiche, doch formal völlig gebändigte Kunst in Metz unter Drogo, so müßte man sagen, daß Karl der Kahle üppigen Reichtum bevorzugte, am augenfälligsten im Codex Aureus aus St. Emmeram, der höchsten Prachtentfaltung und zugleich dem Finale seiner Hofschule. Natürlich trugen konkreter faßbare historische Ursachen zu diesem letzten Aufblühen der Hofkunst bei, so der Ehrgeiz des Königs, den Herrscherruhm Karls des Großen zu erlangen, und seine Fähigkeit, erstklassige, anderweitig ausgebildete Künstler an die Werkstatt seines Hofes zu ziehen und ihnen eine Bibliothek mit wesentlichen Werken der karolingischen Buchmalerei zur Verfügung zu stellen.
Das hier wiedergegebene Bild des Evangelisten Matthäus bestätigt dies alles. Matthäus sitzt unter einem Bogen, wie es auch im Evangeliar aus Saint-Médard in Soissons (Tafel 6) der Fall ist, das den Künstlern des Codex Aureus mit Sicherheit bekannt war. Reimsisches Vorbild hingegen bestimmt unverkennbar die Anordnung seines Symbols über dem Wolkenrand und auch die Anordnung der Pflanzen, die dort unlogischerweise wachsen, als seien es die hohen Hügel auf den Evangelistenbildern des Ebo-Evangeliars (Tafel 14). Selbst touronische Merkmale kann man heraussondern. Die turmähnlichen Gebäude, die der Bücheraufbewahrung

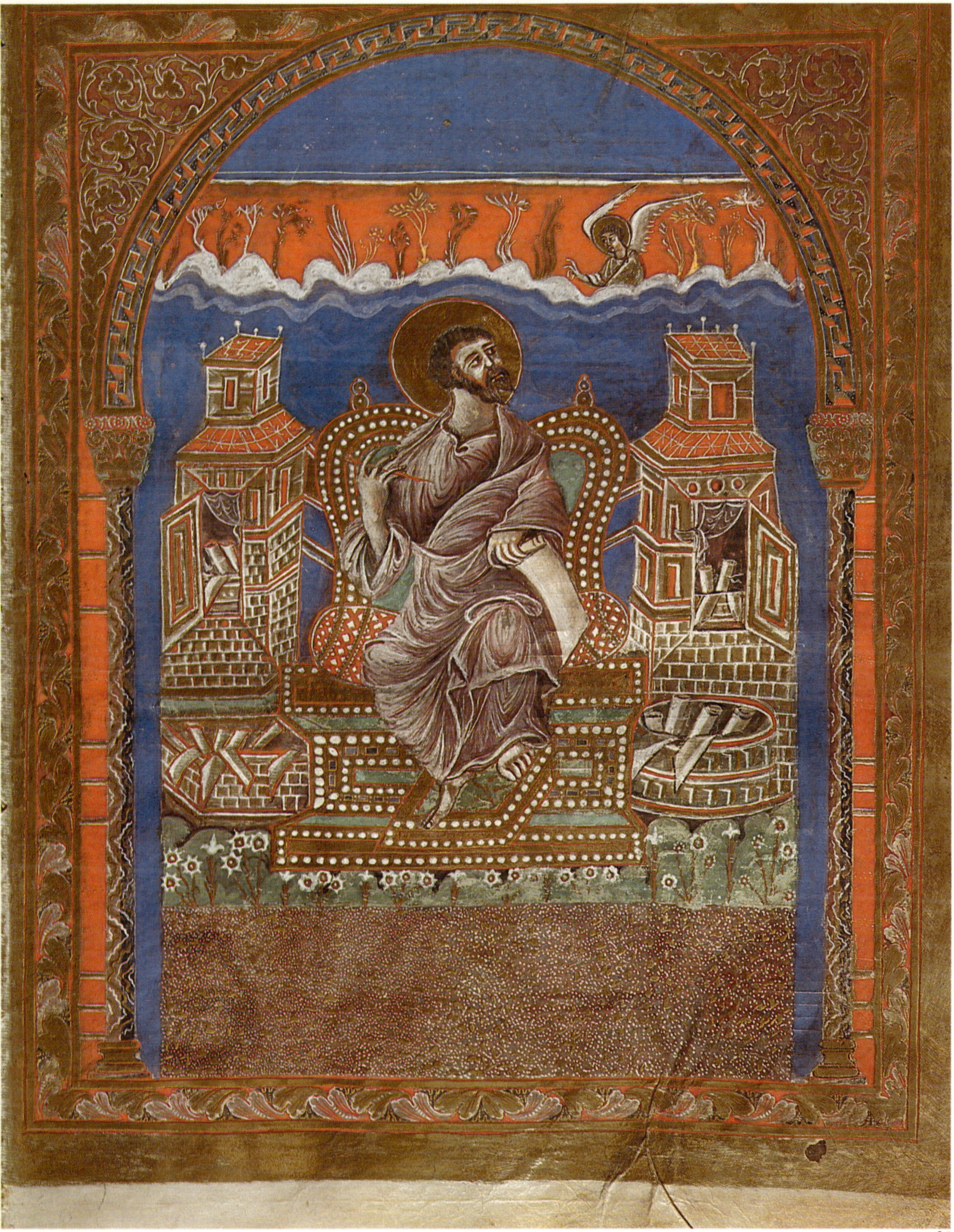

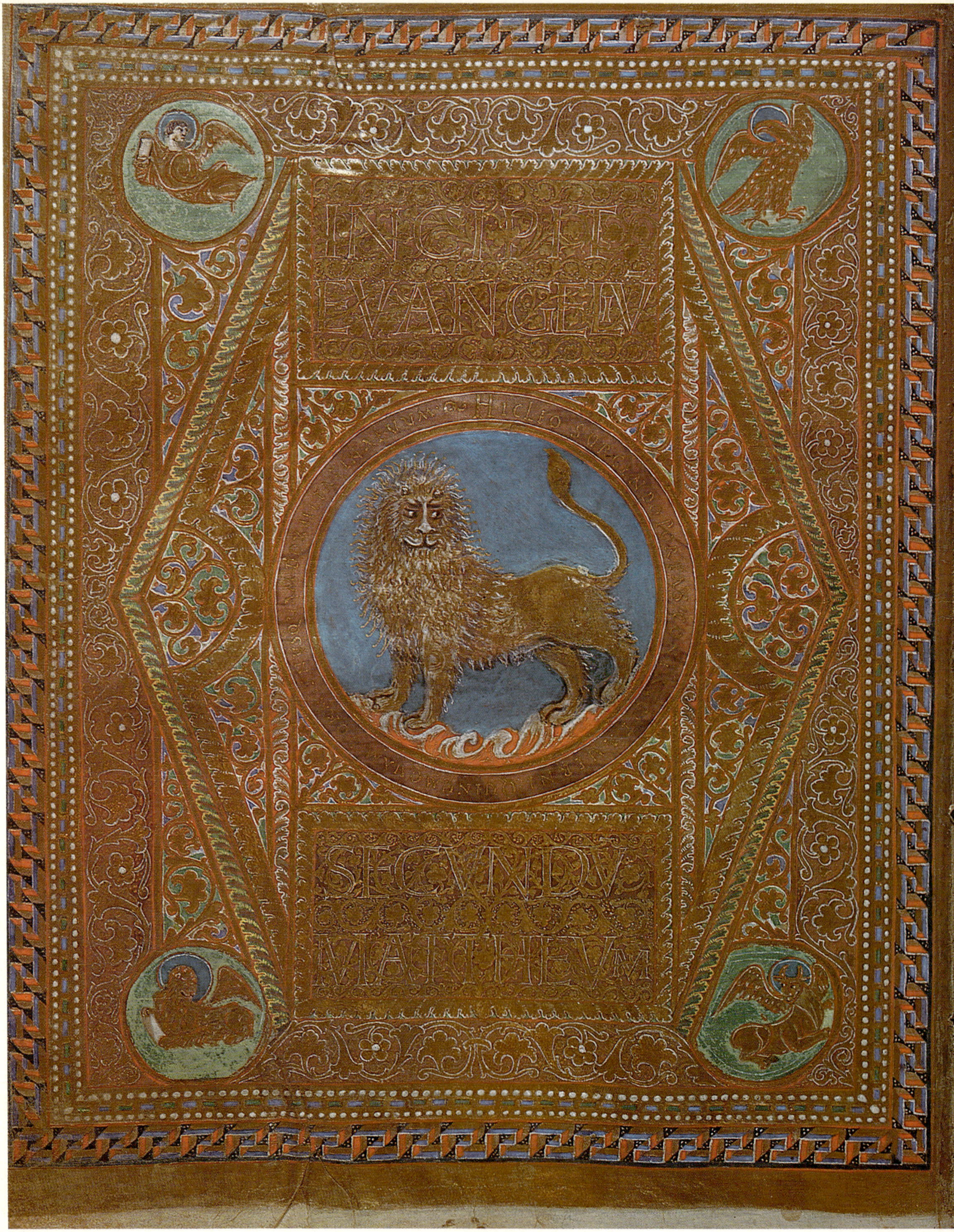
INCIPIT
EVANGELIV
SECVNDV
MATTHEVM

dienen, sind zum Beispiel auf der Hieronymusseite der Vivian-Bibel vorgebildet (Tafel 21); die verschlungene Draperie der Gewänder des Evangelisten, überzogen mit erregt flimmernden Lichthöhungen im Anklang an den Stil von Reims, wiederholt Formen, die in den Miniaturen eines touronischen Evangeliars aus Prüm, ebenfalls in die Vivian-Periode gehörig (Berlin, Staatsbibliothek, theol. lat. fol. 733), wenn auch mit größerer Stimmigkeit, angewandt worden waren. Dennoch ist aus diesen heterogenen Einflüssen ein einheitlicher Stil geschaffen worden, der den Zusammenhalt der Bildoberfläche durch leuchtende Farbfelder und den juwelenartigen Glanz der ornamentalen Muster erreicht. [fol. 16r]

36 Incipitseite zum Matthäusevangelium

Der Wunsch, aus Zierformen eine zusammenhängende Oberfläche von funkelndem Reichtum zu gestalten wie bei dem Evangelistenbild, ist auf der Incipitseite voll erfüllt. Frei von den Forderungen eines traditionellen Themas, schuf der Künstler ein teppichartiges Gewebe, in dem auf Purpurgrund innere und äußere Rahmen, Buchstaben und goldene Palmettenranken dicht ineinandergearbeitet sind. In den Ecken erscheinen Medaillons mit den Evangelistensymbolen und in der Mitte eine große Scheibe mit einem majestätischen Löwen.

Diese Miniatur ist kaum als reine, einfache Incipitseite zu bezeichnen, auch nicht als ausgeschmückte Incipit-Initialseite, sie enthält vielmehr eine metaphorische Darstellung der Majestät Christi. Der Vers in dem runden Rahmen um den Löwen spricht von dessen Sieg über den Tod und von seiner immerwährenden Wachsamkeit. Diese Anspielung auf Christus wurde durch die Allegorien des Physiologus inspiriert. Der Sieg Christi über den Tod ist vorgestellt in der dritten Natur des Löwen, der tot geboren wird, aber am dritten Tag zum Leben erwacht, so wie Christus am dritten Tage wiederauferstand. Der Text bezüglich der zweiten Natur des Löwen sagt: »Er schläft nicht noch wird er schlafen, er, der über Israel wacht.«

Aber nicht nur der Einfall, Christus als Löwen darzustellen, geht auf den Physiologus zurück; die Wiedergabe des Tieres selbst scheint sich an die Bilder der Reimser Physiologus-Handschrift anzulehnen, obwohl keiner der dort dargestellten Löwen den gleichen durchbohrenden Blick oder eine ähnlich eindrucksvolle Gegenwärtigkeit besitzt. Sie ist dem Können unseres Malers zu danken. Wenn seine Erfindungsgabe so groß war wie seine Beherrschung der künstlerischen Mittel, dann dürfen wir ihm vielleicht auch den schöpferischen Einfall zuschreiben, eine Incipitseite in eine Variation des Themas der ›Maiestas Domini‹ umzuformen. In diesem Sinn wurden auch die Incipitseiten zu den anderen Evangelien umgebildet: ein stehender Christus zu Markus, das Lamm zu Lukas, die Hand Gottes zu Johannes. [fol. 16v]

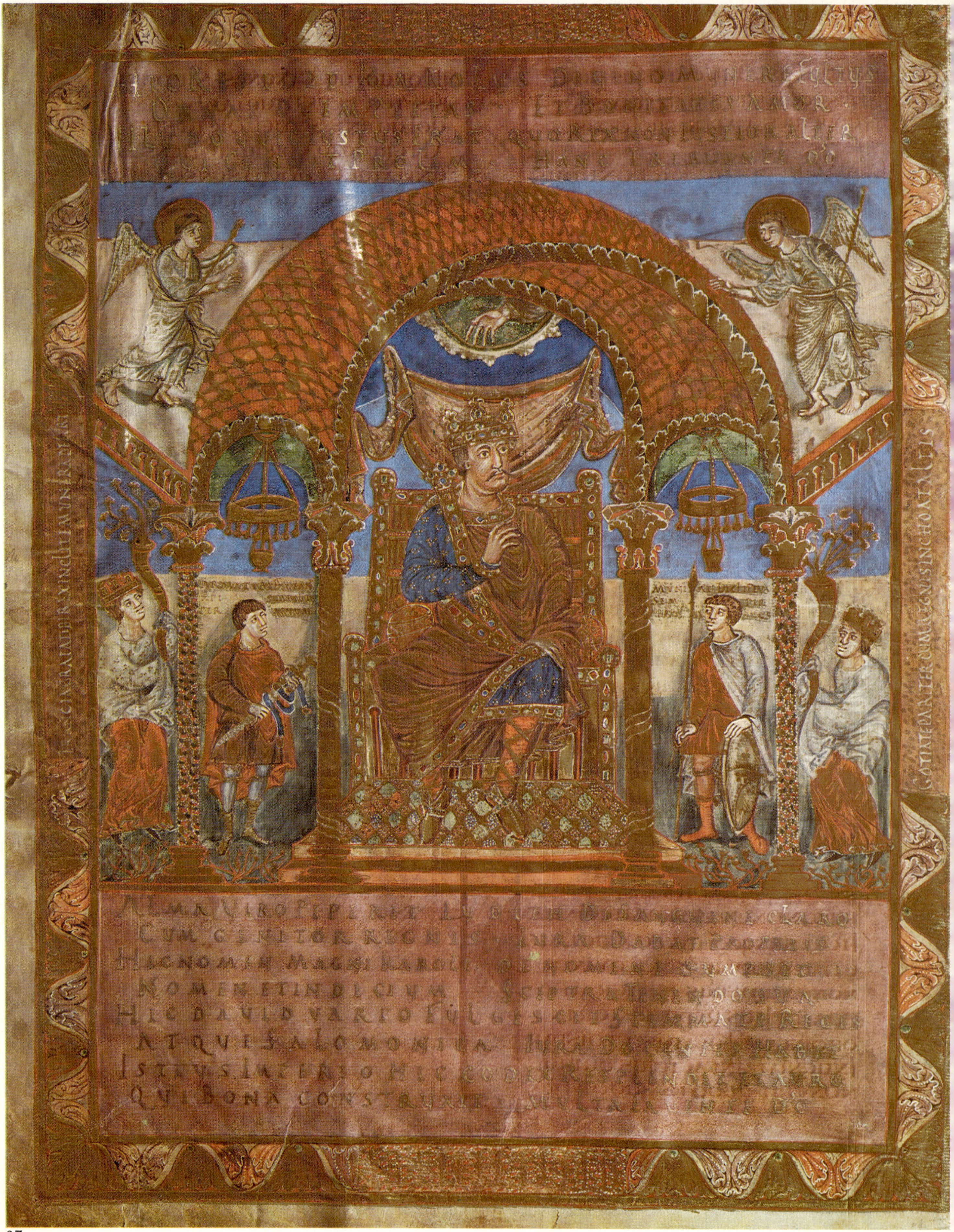

37

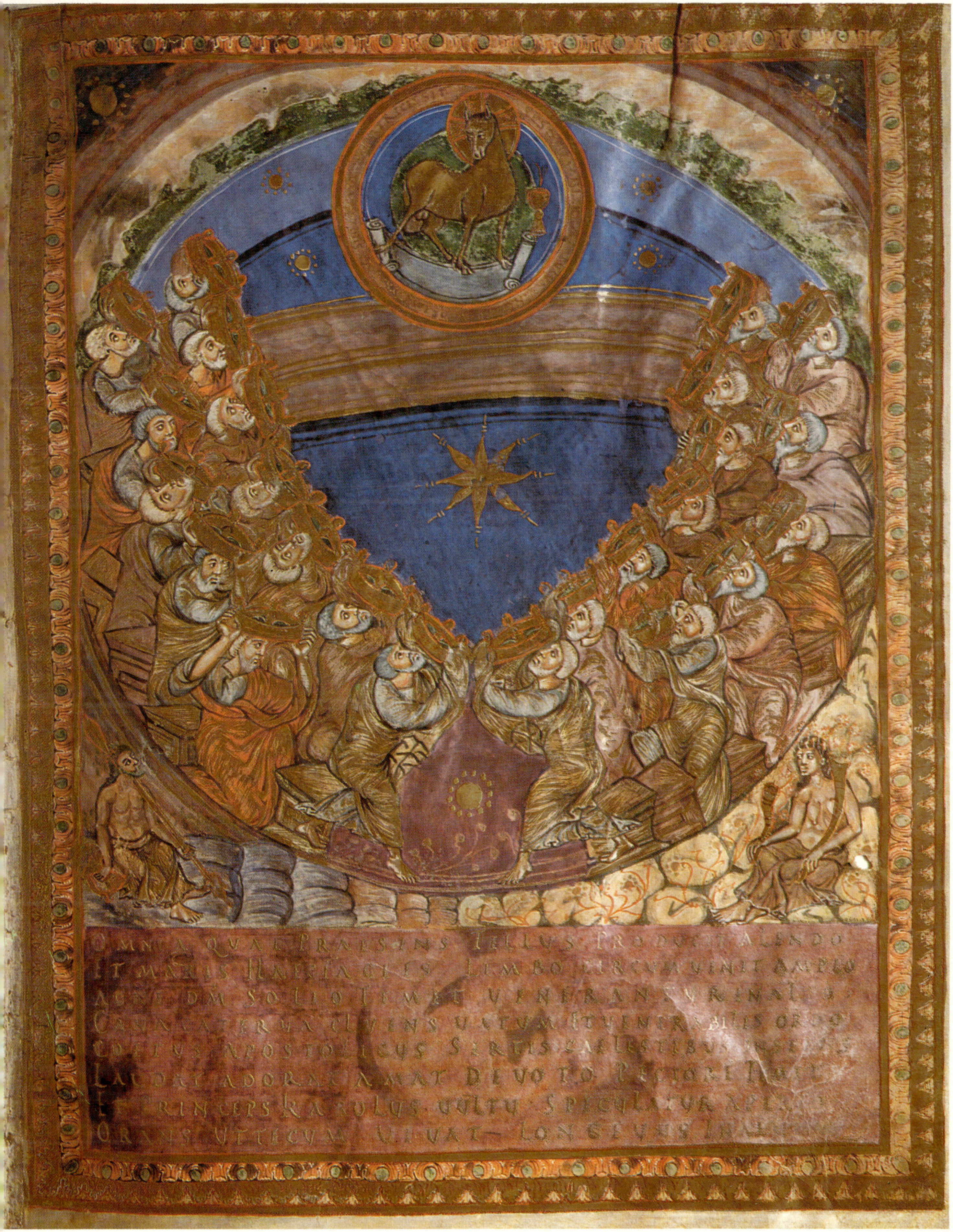

37–38 Thronbildnis Karls des Kahlen – Die Anbetung des Lammes

Die purpurgrundierten Felder ober- und unterhalb des Thronbildnisses zeigen eine Beschriftung in goldener Capitalis Rustica. Die Verse identifizieren den König als Karl den Kahlen, setzen ihn in Beziehung zu seinen biblischen Vorfahren David und Salomon und berichten, daß der Codex in seinem Auftrag angefertigt wurde und daß er das Geld dafür gestiftet hat.

Karl thront unter einem Baldachin, der auf vier Säulen ruht. Obwohl die Wiedergabe des Thronhimmels räumliche Tiefe andeutet, sind die zugehörigen Säulen in die gleiche Vordergrundsebene gebracht und erzeugen daher einen im wesentlichen zweidimensionalen Rahmen, Hoheitszeichen im Sinn hieratischer Rangordnung (Tafel 44). Die Hand Gottes erscheint in einem Kreissegment oberhalb des Königs und soll den göttlichen Schutz ausdrücken, wie die beiden Schutzengel, die rechts und links auf den Baldachin zu herniederschweben. Zwei Männer, viel kleiner als der König, stehen unter den seitlichen Arkaden des Thronhimmels und halten die Waffen, die – wie die Inschriften über ihnen besagen – dazu bestimmt sind, Christus gegen seine Feinde zu dienen. Rechts und links anschließend, unter schräg ansteigenden Tragbalken zwischen Baldachin und Rahmen, stehen zwei weibliche Figuren, die Füllhörner darbieten und Mauerkronen tragen wie antike Personifikationen von Städten oder Provinzen. Laut Rahmenbeschriftung stellen sie Francia und Gotia dar.

Die Darstellung soll veranschaulichen, daß die Herrschaft des Königs unter Gottes Schutz steht. Dies ist die eine Bedeutungsebene des Bildes. Die zweite zeigt, daß der König an der Anbetung des Lammes durch die vierundzwanzig Ältesten teilnimmt. Diese Szene ist auf der gegenüberliegenden Seite abgebildet, wohin der Blick und der Gestus der rechten Hand des Königs gerichtet sind. Die beiden letzten Verszeilen unter dieser Anbetungsdarstellung bestätigen, daß Karl die Enthüllung des Lammes sieht und betet, in Ewigkeit mit ihm vereinigt zu sein.

Die Vision ist in ein Himmelsrund oberhalb von Meer und Erde ausgebreitet, die in Gestalt ihrer antiken Personifikationen erscheinen und die kosmische Bedeutung des Geschehens unterstreichen. Die Häupter nach oben gekehrt, erheben sich die vierundzwanzig Ältesten von ihren Sitzen, um dem Lamm ihre Kronen darzubringen. Das Lamm steht in einem gerahmten Medaillon vor vielfarbigen himmlischen Sphären, Sternen und einem Regenbogen. Die Darstellung gründet auf dem Buch der Offenbarung und faßt Geschehnisse, die dort in den Kapiteln 4 bis 8 erzählt werden, in eine großartige Theophanie zusammen. Das Lamm steht jetzt auf der geöffneten Schriftrolle, um zu zeigen, daß die Offenbarung erfüllt ist; sowohl der Kelch als auch die Inschrift auf der Rahmung des Medaillons beziehen sich auf Christi Opfertod am Kreuz und auf die Abendmahlsfeier der Versammlung. [fol. 5 v und 6 r]

Evangeliar

Saint-Vaast; spätes 9. Jahrhundert
Prag, Kapitulni Knihovna, Cim. 2
244 Blatt 348 x 255 mm

Der Evangelientext ist mit brauner Tinte in Unzialen geschrieben. Der Schmuck besteht aus 15 Kanontafeln (fol. 7v–14v) und je zwei gegenüberliegenden Miniaturen für jedes Evangelium. Diese Bildpaare zeigen auf der Versoseite die Berufung des Evangelisten und auf der Rectoseite das Autorenbildnis des Evangelisten (fol. 23v–24r, 82v–83r, 125v–126r, 185v–186r). Gerahmte Incipit- und Initialseiten schließen unmittelbar an die Miniaturen an. Die Incipit-Zeilen sind in goldenen Kapitalen geschrieben und die Abstände zwischen den Zeilen überwiegend mit Pflanzen-Ornamenten gefüllt. Die Initialen sind unter Verwendung von Gold in mehreren Farben ausgeführt (fol. 24v–25r, 83v–84r, 126v–127r, 186v–187r). Jeweils die ersten beiden Seiten des Evangelientextes erscheinen in silberner Schrift auf purpurfarbenen, gerahmten Feldern (fol. 25v–26r, 84v–85r, 127v–128r, 187v–188r).

39–40 Berufung des Matthäus – Evangelist Matthäus

Unter den wenigen bekannten frankosächsischen Evangelienbüchern, die mit Evangelistenbildern (z.B. Tafel 30–31) ausgestattet sind, ist diese Handschrift die interessanteste. Sie stellt nämlich den vier Bildnisseiten je eine Darstellung voran, die die Berufung des Evangelisten zeigt. Auf der hier wiedergegebenen Seite beruft Christus Matthäus, den Zöllner, der sein Schwert abgelegt hat und Münzen beiseite wirft, um dem Meister zu folgen. Von oben her nehmen zwei Engel an dem Geschehen in ehrfurchtsvoller Verehrung teil.

Die anderen Bilder stellen den Evangelisten Markus dar, dem der Apostel Petrus das Evangelium übergibt, Lukas, der es von Paulus erhält, und schließlich Johannes, der beim Abendmahl an der Brust Christi ruht, wobei er – der Legende nach – die Inspiration zur Niederschrift seines Evangeliums empfing. Einzigartig in der karolingischen Kunst, scheinen diese Bilder einen spätantiken Zyklus widerzuspiegeln, indem die Darstellungen der Berufung der vier Evangelisten die Authentizität ihrer Evangelien bestätigen sollte. Dieser Zyklus hat auch in der Zusammenstellung von Markus mit Petrus und Lukas mit Paulus in späteren östlichen Handschriften seine Spuren hinterlassen.

Die genaue Herkunft und Datierung der Modelle, die der karolingische Maler benutzte, bleibt offen, aber der auffallend malerische Stil der Miniaturen läßt eine spätantike Handschrift von hervorragender Qualität vermuten.

Die gleiche Quelle mag auch verantwortlich sein für die ungewöhnliche Wiedergabe des Matthäussymbols auf der Bildnisseite, wo der ›Mensch‹ innerhalb eines architektonischen Rahmenwerks ohne Flügel dargestellt ist. [fol. 23v, 24r]

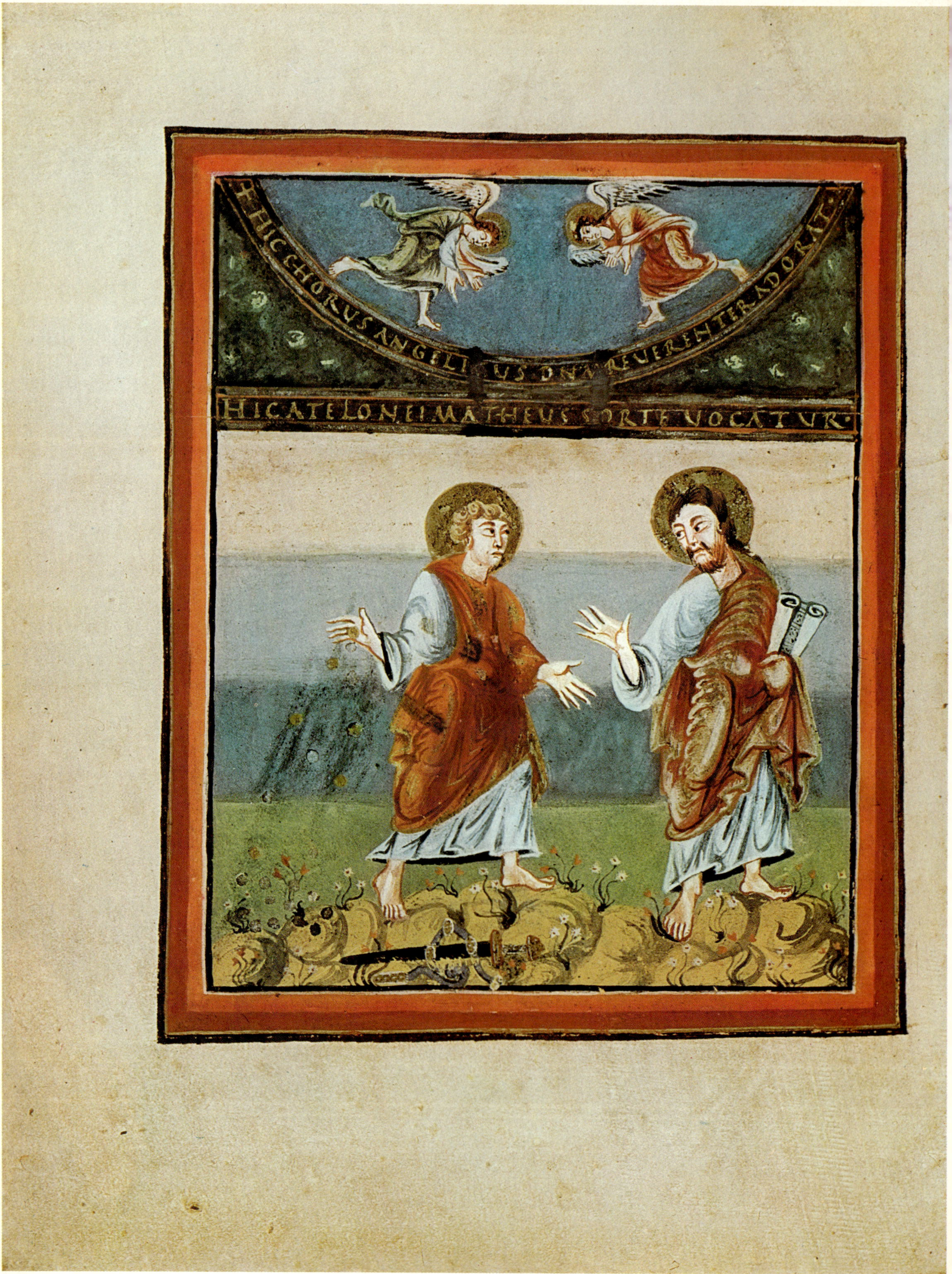
HIC CHORUS ANGELI US DNM REVERENTER ADORAT
HIC A TELONEI MATHEUS SORTE VOCATUR

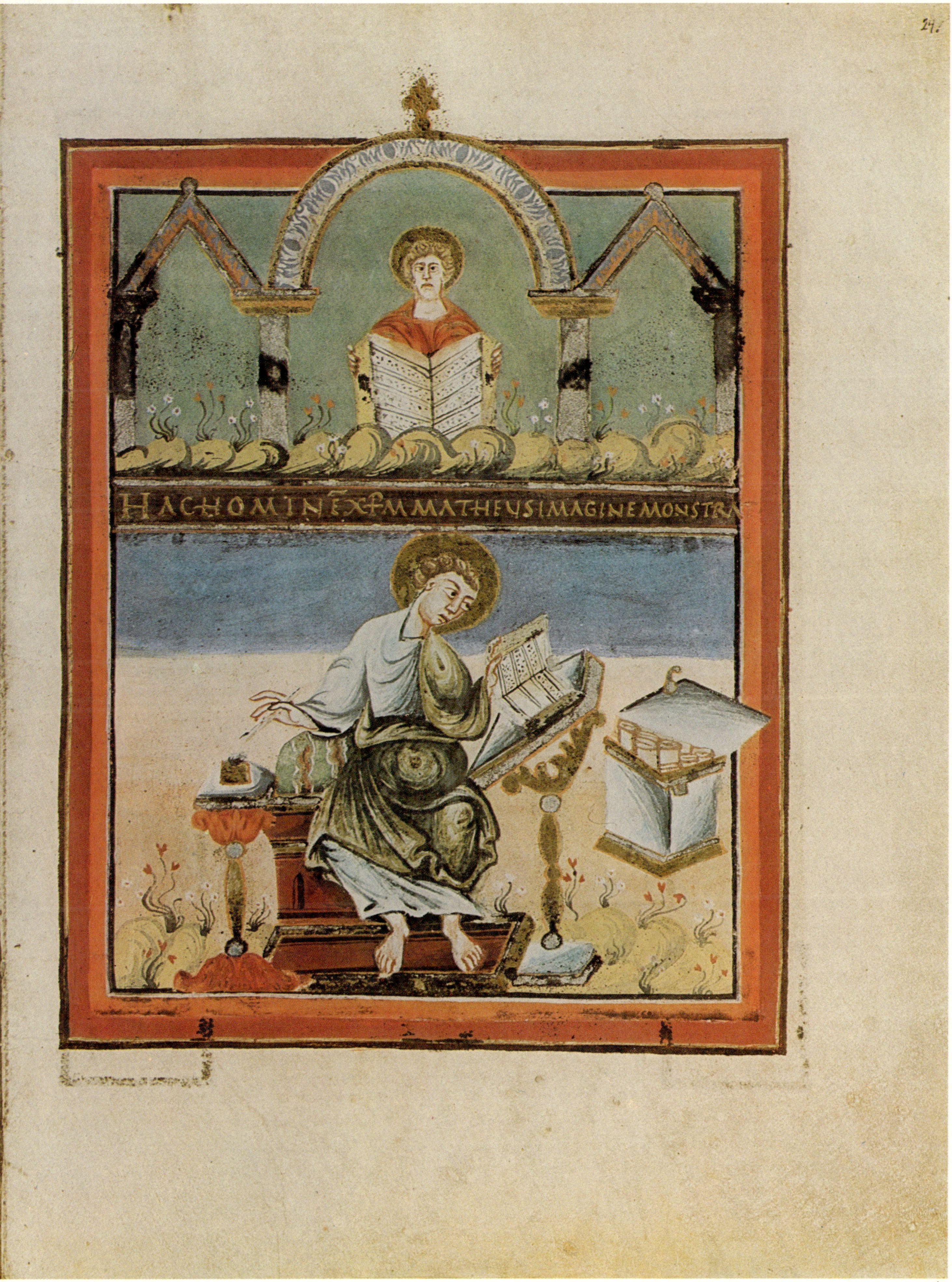
HACHOMINEXPMMATHEUSIMAGINEMONSTRA

41 Initiale zum Lukasevangelium

Die Initialseiten dagegen, ganz besonders das herrliche, gerahmte Q[uonia]m, bezeugen eine voll entfaltete, fast überreife Phase des frankosächsischen Stils (vergleiche Tafel 17). In ausgeprägtem Gegensatz zu der Klarheit der Buchstaben und des Rahmens ist der Grund mit verschlungenen Tiergeflechten gefüllt. Trotz des Gleichgewichts in den Bewegungen herrscht keine feste Ordnung. Die einander gegenüberstehenden Tiere unterhalb des Q zum Beispiel sind in ihrem Umfang und in der Art ihrer Windungen verschieden, das gilt auch für die Muster zu beiden Seiten und oberhalb des Buchstabens. Es ist, als ob der Künstler, nachdem er einmal die sicheren Umrisse von Buchstabe und Rahmen festgelegt hatte, in der Füllung des verbleibenden Raumes seiner Laune folgte, indem er gelegentlich seine Motive gleichmäßig rechts und links verteilte, wie die paarweise angeordneten Vogelköpfe, aber ohne dabei eine strikte Symmetrie einzuhalten. Blattmotive erscheinen nicht nur innerhalb der Buchstabenformen oder als ihre Ausläufer wie bei Initialen anderer karolingischer Schreibschulen (Tafel 28, 29, 34, 42), sondern auch als isolierte und unverknüpfte Motive oberhalb und unterhalb des Buchstabens M. Eine solche Anhäufung und Nebeneinanderordnung lebhafter ornamentaler Erfindungen wie auch die Einführung so vielfältiger Blattmotive treten in Handschriften von Saint-Amand, dem führenden Zentrum des frankosächsischen Stils, nicht auf. Die Ausläufer der Ecken des Rahmens in Gestalt von Tieren und Halbpalmetten sowie das präzise und klare Knotenmuster innerhalb der Rahmenschäfte sind jedoch dem Dekor der sogenannten ›Zweiten Bibel Karls des Kahlen‹ (Tafel 48) so verwandt, daß eine eingehende Kenntnis von Handschriften aus Saint-Amand im nahe gelegenen Saint-Vaast bestanden haben muß. Trotzdem bewahrte diese Schreibschule ihre eigene ornamentale Formensprache, die das Üppige und Bizarre gegenüber dem Sparsamen bevorzugte. Obwohl aus völlig anderem Formenschatz und unterschiedlicher Farbskala aufgebaut, steht die Seite in ihrer Großartigkeit kaum hinter den gleichzeitigen Werken der Hofschule Karls des Kahlen zurück. [fol. 127r]

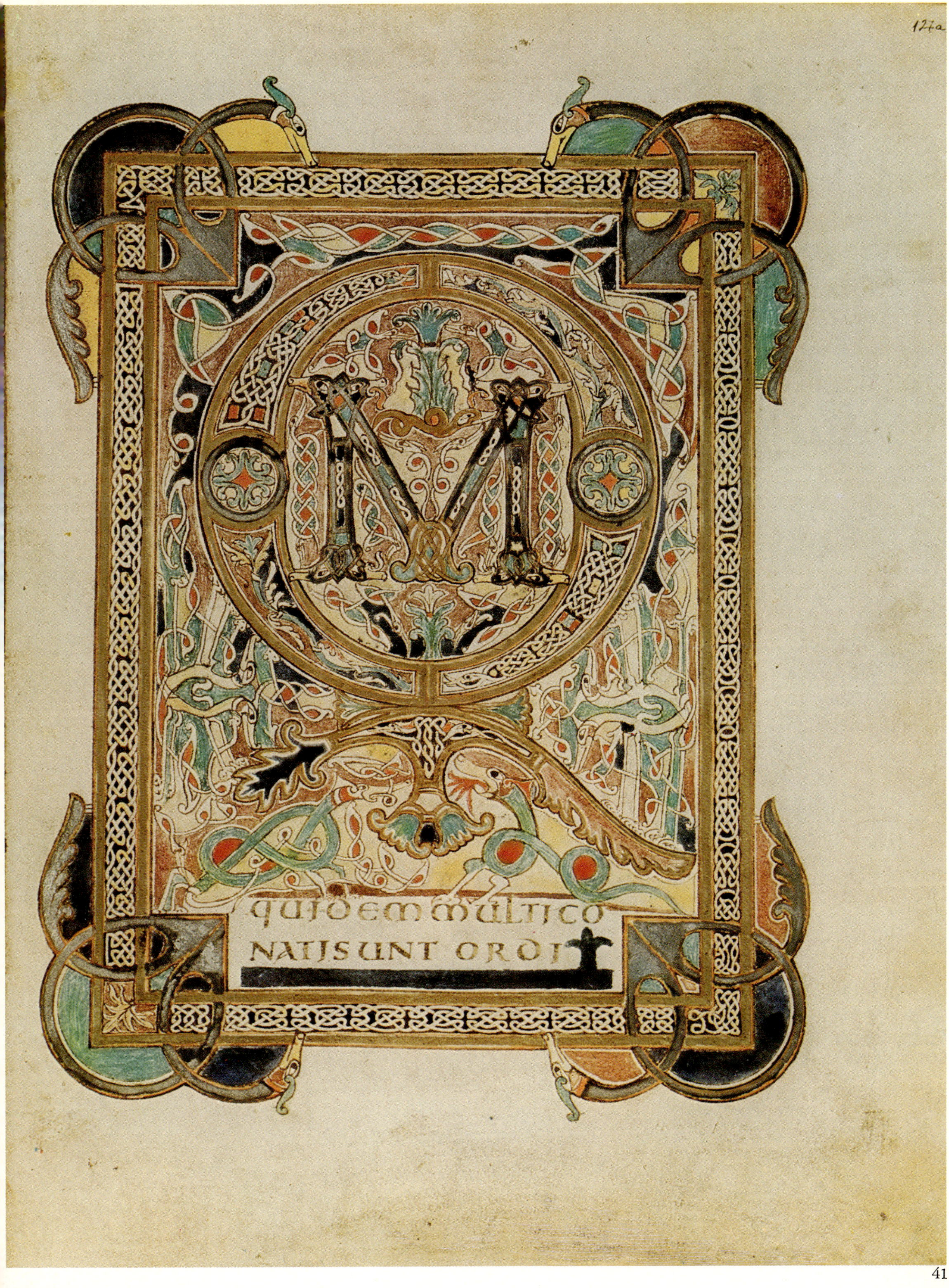
quidem multi co
nati sunt ordi

Bibel von St. Paul

Reims(?); um 870
Rom; Abbazia di San Paolo fuori le mura
337 Blatt (ohne zwei Vorsatzblätter des 17. Jahrhunderts) 448 x 355 mm (beschnittene Ränder)

Die Paginierung mit römischen Ziffern stammt aus dem 14. Jahrhundert; die arabischen Zahlen geben die neue Paginierung wieder.
Aus einem Widmungsgedicht von Ingobertus »referens et scriba fidelis« (fol. 2v-3 [vi]r) und Begleitversen zu einem Herrscherbild (fol. 1r [cccxxxiiii] v) geht hervor, daß die Bibel für einen König Karl angefertigt wurde; er ist als Karl der Kahle identifiziert worden. Die Datierung der Handschrift vor oder nach 870 hängt von der Identität der Königin ab, die auf dem Thronbildnis neben dem König steht. Man hat sowohl an Karls erste Gemahlin Hermintrude gedacht, die am 6. Oktober 869 starb, wie an seine zweite Frau Richildis, die er am 22. Januar 870 heiratete.
Das Widmungsgedicht ist in goldener Capitalis Rustica geschrieben und von Rahmen eingefaßt, der Bibeltext mit brauner Tinte in Minuskeln unter Verwendung von Kapitalen. Der Hauptteil der Bibelausstattung setzt sich wie folgt zusammen: 32 Incipitseiten in schlichten Großbuchstaben, eine gerahmte, ausgeschmückte Incipitseite, 4 Explicitseiten und 91 Initialen, von denen 36 je eine ganze Seite einnehmen. Neben 4 Kanontafeln (fol. 257 [ccliiii] r-258 [cclv] v) enthält die Handschrift heute 24 Titelbildminiaturen, ein Titelbild (zum Buch Job) ist verloren: Titelbild zu den Vorreden des hl. Hieronymus (fol. 3 [vi] v), zu Genesis (fol. 8 [vii] v), Exodus (fol. 21 [xx] v), Leviticus [Moses empfängt und übermittelt das Gesetz] (fol. 31 [xxx] v), Leviticus (fol. 32 [xxxi] v), Numeri (fol. 40 [xxxviiii] v), Deuteronomium (fol. 50 [xlviiii] v), Josua (fol. 59 [lviii] v), 1. Buch der Könige (fol. 83 [lxxxi] v), 2. Buch der Könige (fol. 93 [lxxxxi] r), zu den Propheten (fol. 117 [cxv] v), zu den Psalmen (fol. 170 [clxii] v), Proverbia (fol. 188 [clxxxv] v), Judith (fol. 234 [ccxxxi] v), Makkabäer (fol. 243 [ccxxxx] v), Maiestas Domini (fol. 259 [cclvi] v), 4 Evangelistenbilder (fol. 260 [cclvii] v), 270 [cclxvii] r, 277 [cclxxiiii] r, 287 [cclxxxiiii] v), Apostelgeschichte (fol. 259 [cclxxxxii] v), zu den Paulusbriefen (fol. 310 [cccvii] v), Apokalypse (fol. 331 [cccxxviii] v), Thronbildnis Karls des Kahlen (fol. 1r [cccxxxiiii v]).
Daß sich die Handschrift im späteren 11. Jahrhundert in Italien befand, bestätigt die zeitgenössische Eintragung des Lehenseides, den der Normannenherzog Robert Guiscard im Jahre 1080 Papst Gregor VII. leistete (fol. 2r). Es ist jedoch anzunehmen, daß die Bibel eines der Geschenke war, die Karl der Kahle anläßlich seiner Kaiserkrönung in Rom 875 Papst Johannes VIII. überbrachte.

42 Initialseite zur Genesis: In Principio

Dieser großartige Auftakt zum Buch Genesis ist nur eine von 37 prachtvollen, gerahmten Initialseiten. Sie machen die Handschrift zu dem verschwenderischst ausgestatteten Exemplar aller bekannten karolingischen Bibeln. Diese Seiten wetteifern mit der Prunkentfaltung der besten Arbeiten der Hofschule Karls des Kahlen (Tafel 36), obwohl sie weniger eklektisch und üppig sind. Sie bewahren ein gut Teil der kalligraphischen Integrität und metallischen Genauigkeit, die die strengen Initialen des Ebo-Evangeliars (Tafel 15) auszeichnen, wie sehr das Wechselspiel zwischen Buchstaben und ornamentalen Motiven auch gesteigert sein mag, um eine so überwältigend kostbare Seite wie die hier abgebildete zu schaffen. Muster und Motiv sind solchermaßen eingestimmt, daß sie der wichtigeren Aussage des Buchstabens untergeordnet bleiben. Der Ausbreitung des feinen, goldenen Flechtwerks und dem Wachstum der Weinranken wird nirgends gestattet, die eigentliche Struktur zu überdecken, vielmehr stützen sie den freien Rhythmus und das Gleichgewicht der Buchstaben auf dem gerahmten Feld.

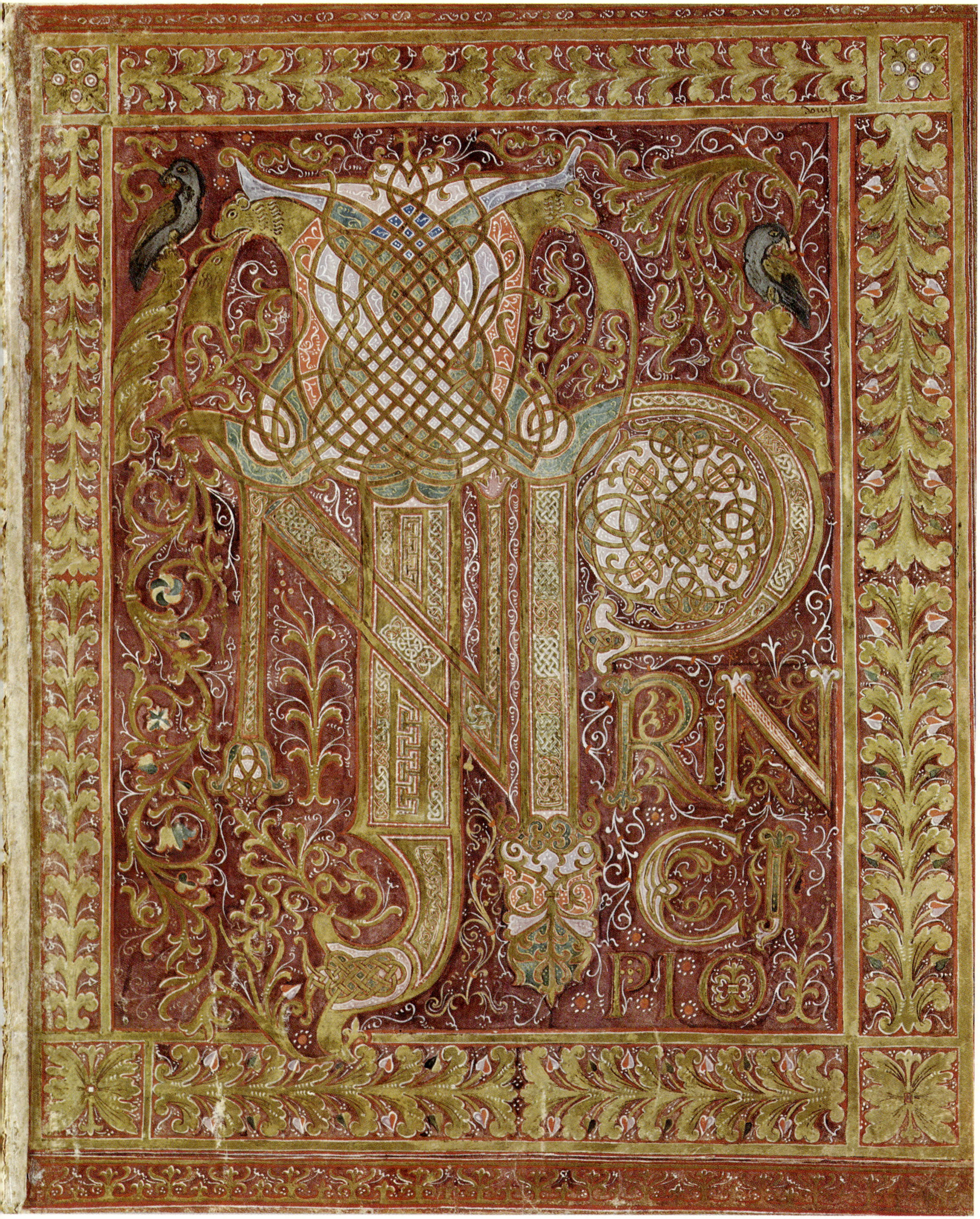
RIN
CI
PIO

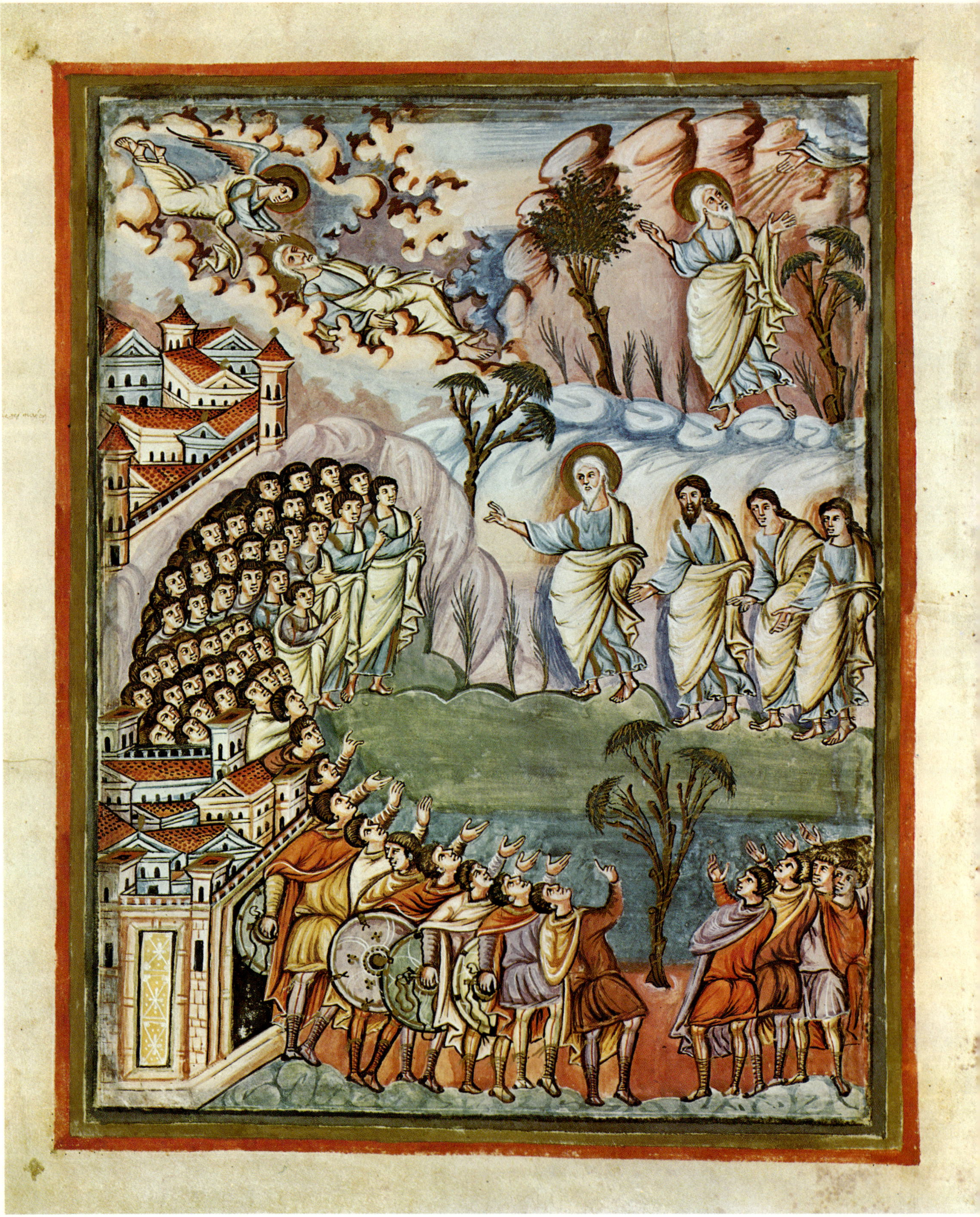

Obwohl der Künstler einige Motive verwendete, die auch in der Hofschule Karls des Kahlen auftreten, muß sein Stil aus der festgefügten Tradition und Lehre einer anderen Schreibschule hervorgegangen sein – und aller Augenschein deutet auf Reims, wo man vom Ebo-Evangeliar bis zu den reimsischen Handschriften der zweiten Hälfte des 9. Jahrhunderts die Entwicklung in Richtung auf immer reichere und stattlichere Initialen verfolgen kann. Daneben werden Motive verwendet, die in anderen Schreibschulen, vor allem in Tours, aber auch in der Hofschule Karls des Großen, entstanden sind. Eine derartige Vereinigung von Formen verschiedener Herkunft entspricht zwar den Bestrebungen der Hofschule Karls des Kahlen, doch vermied der Künstler hier Prunkornamente wie goldene, gemmenbesetzte Bordüren oder Porphyrimitationen, wie sie jene Schule als bewußte Rückbindung an vergangene Macht und Größe betonte. Statt dessen führte er die reimsische Formensprache, von ihren Grundelementen ausgehend, zu einem Höhepunkt von unübertroffener Pracht und Vornehmheit. [fol. 10 (viiii) r]

43 Titelbild zu Deuteronomium

Die Miniatur zeigt die letzte Rede Moses' (5. Mos. 1–32), seine Vision auf dem Berg Nebo vom Lande Kanaan (5. Mos. 32:49; 34:1–4) und seinen Tod (5. Mos. 34: 5–12). Das Volk ist in einem Halbkreis versammelt, um das Testament und den Segen Moses' zu empfangen. Zu seiner Seite stehen die Vorväter Abraham, Isaak und Jakob, deren Nachkommenschaft Gott das ›Gelobte Land‹ verheißen hatte (5. Mos. 1:8; 34:4). Ihre Anwesenheit erhebt die Szene aus einem erzählenden Zusammenhang und verleiht ihr überzeitlichen Charakter.
Der Maler muß spätantike Bibelillustrationen gekannt haben, die auch den apokryphen Engel enthielten, der herniederfliegt, um Moses in den Himmel aufzunehmen. Im Buch Deuteronomium wird dieses Ereignis nicht erwähnt, jedoch in jüdischen Legenden. Die Darstellung erscheint auch in byzantinischen Miniaturen, die, obwohl jünger als die karolingische Bibel, denselben Archetyp widerspiegeln. Ebenso bedeutsam für die Geschichte der frühen Bibelillustration ist der Einfluß römischer Kunst, hier augenfällig in der Anordnung der Versammlung, die ein Bildschema wiederholt, das für die Darstellung eines feierlichen Staatsaktes, die Ansprache des Kaisers an seine Truppen, verwendet wurde, wie die Triumphsäulen des Trajan und Marc Aurel in Rom zeigen. Obwohl diese Bildformel mehr als siebenhundert Jahre älter ist, waren die damit verknüpften Bedeutungen von Treue und Einigkeit noch, oder wieder, so lebendig, daß der Buchmaler sie für das zentrale Thema seines Bildes wählte: Den Gedanken sichtbar zu machen, daß Verheißung und Hoffnung der Grundlage des Glaubens und Treue bedürfen. Von dieser Szene wird der Aufbau der ganzen Komposition bestimmt. Das Rund der Versammlung ist bis in den Umriß des Berges Nebo ausgedehnt. Moses' Tod und Aufnahme in den Himmel sind mit der Szene der Vision durch den ansteigenden Boden verbunden, der, in Wolkenbänke übergehend, eine Rahmung für Moses und die Stadt zur Linken abgibt. Die opaken und flächig aufgetragenen Farben

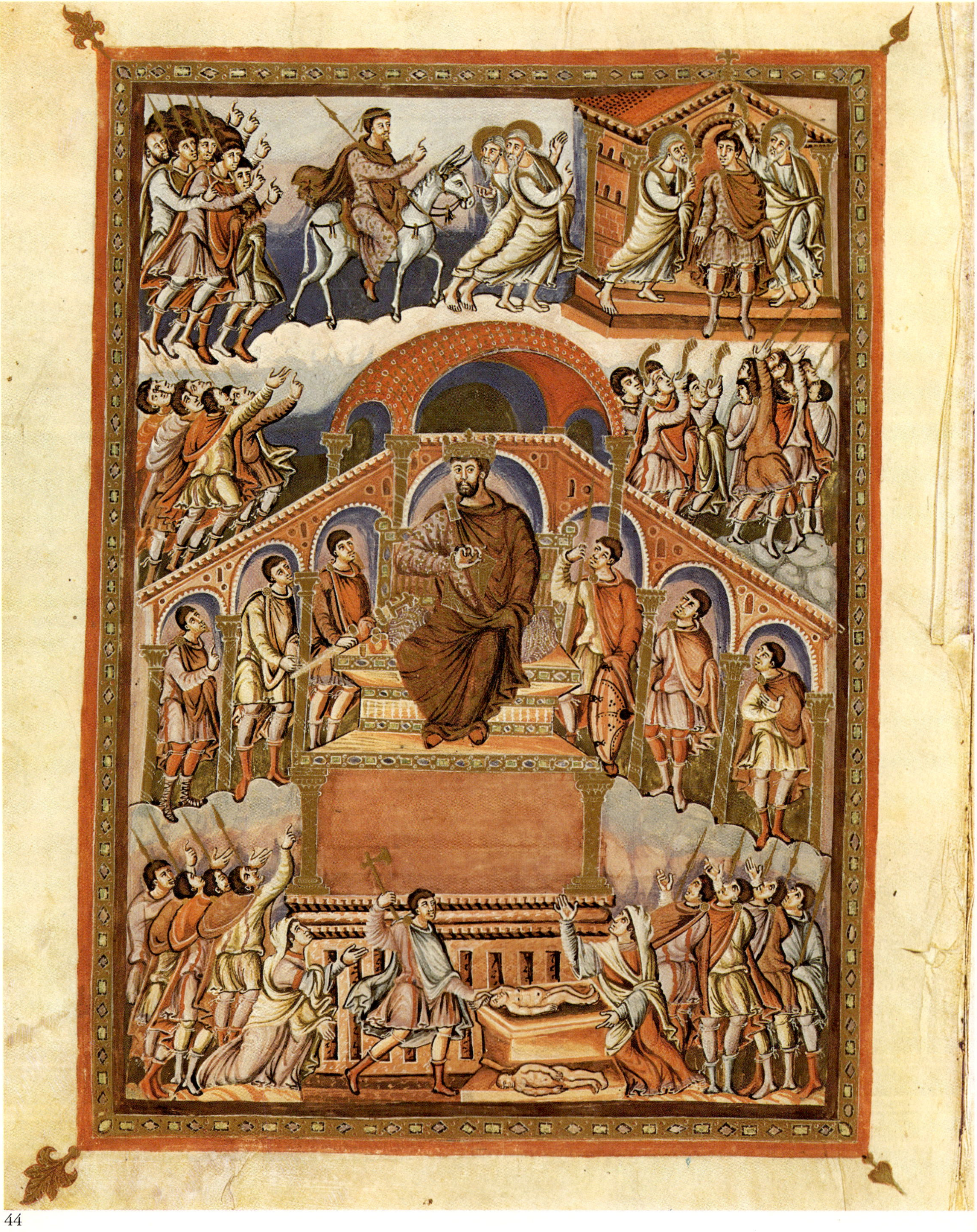

werden von kräftigen Konturen umschlossen. Die Illusion von Körperhaftigkeit und Raum, mehr als zwei Generationen zuvor von den Meistern des Krönungsevangeliars (Tafel 8, 10) eingeführt, wird dadurch reduziert. Die Darstellungen dieser Seite wurzeln in einer noch weiter zurückliegenden Vergangenheit, ihr Stil jedoch ist zukunftweisend für das Mittelalter. [fol. 50 (lxviiii) v]

44 Titelbild zu den Sprüchen Salomos

Diese Seite – von einer anderen Hand gemalt als die zu Deuteronomium – verbindet ein Thronbildnis Salomos mit Szenen aus seinem Leben. Links oben reitet Salomo auf Davids Maulesel nach Gihon zur Salbung. Er wird von dem »Priester Zadok und dem Propheten Nathan« geführt, und die »Kereter und Peleter« folgen ihm (1. Kön. 1:33, 38). Rechts anschließend wird Salomo von Zadok vor dem »Tabernakel« gesalbt, darunter ist das Volk dargestellt. »Nun stieß man in das Horn...«, heißt es in der Bibel, »...und die Leute spielten auf Flöten und jubelten...« (1. Kön. 1:39-40). In der Bildmitte, innerhalb eines von Arkaden begrenzten Hofes, flankiert von Thronwächtern und Vornehmen, sitzt Salomo auf einem Stufenthron mit Baldachin. Ihm zu Füßen sieht man die beiden Huren; jede von ihnen beansprucht das lebende Kind. Ein Soldat holt aus, um es zu teilen. Das tote Kind liegt am unteren Rand dieser Szene (1. Kön. 3:16-28). Zwei Gruppen bewaffneter Männer schauen zu Salomo empor und zollen seinem Urteil Beifall. Größer als die anderen Figuren, beherrscht Salomo die Seite. Er blickt den Betrachter an. Gekrönt wie ein karolingischer König, sitzt er unter einem Baldachin wie Karl der Kahle im Codex Aureus (Tafel 37). Sein purpurner Mantel jedoch zeigt den goldenen Einsatz, wie er von spätrömischen und byzantinischen Herrschern, nicht aber von karolingischen, getragen wurde. Diese kleine Einzelheit sowie die Ähnlichkeit des Arkadenhofes mit der Darstellung des Theoderich-Palastes auf einem Mosaik in San Apollinare Nuovo in Ravenna (um 500 n. Chr.) legen die Vermutung nahe, daß der Maler sich auf Vorlagen stützte, die stark von den Formeln der spätantiken kaiserlichen Kunst geprägt waren. Sogar die Szene des Rittes nach Gihon erinnert an römische Szenen des ›Adventus Augusti‹, der Zeremonie des festlichen Einzugs des triumphierenden Kaisers.

Die Vorlagen für die Titelbilder zu Deuteronomium und zu den Sprüchen mögen in stilistischer Hinsicht ähnlich gewesen sein. Der Maler der Salomo-Seite scheint die Anspielungen auf räumliche Tiefe beibehalten zu haben, die auf der Deuteronomium-Seite weniger hervortreten. [fol. 188 (clxxxv) v]

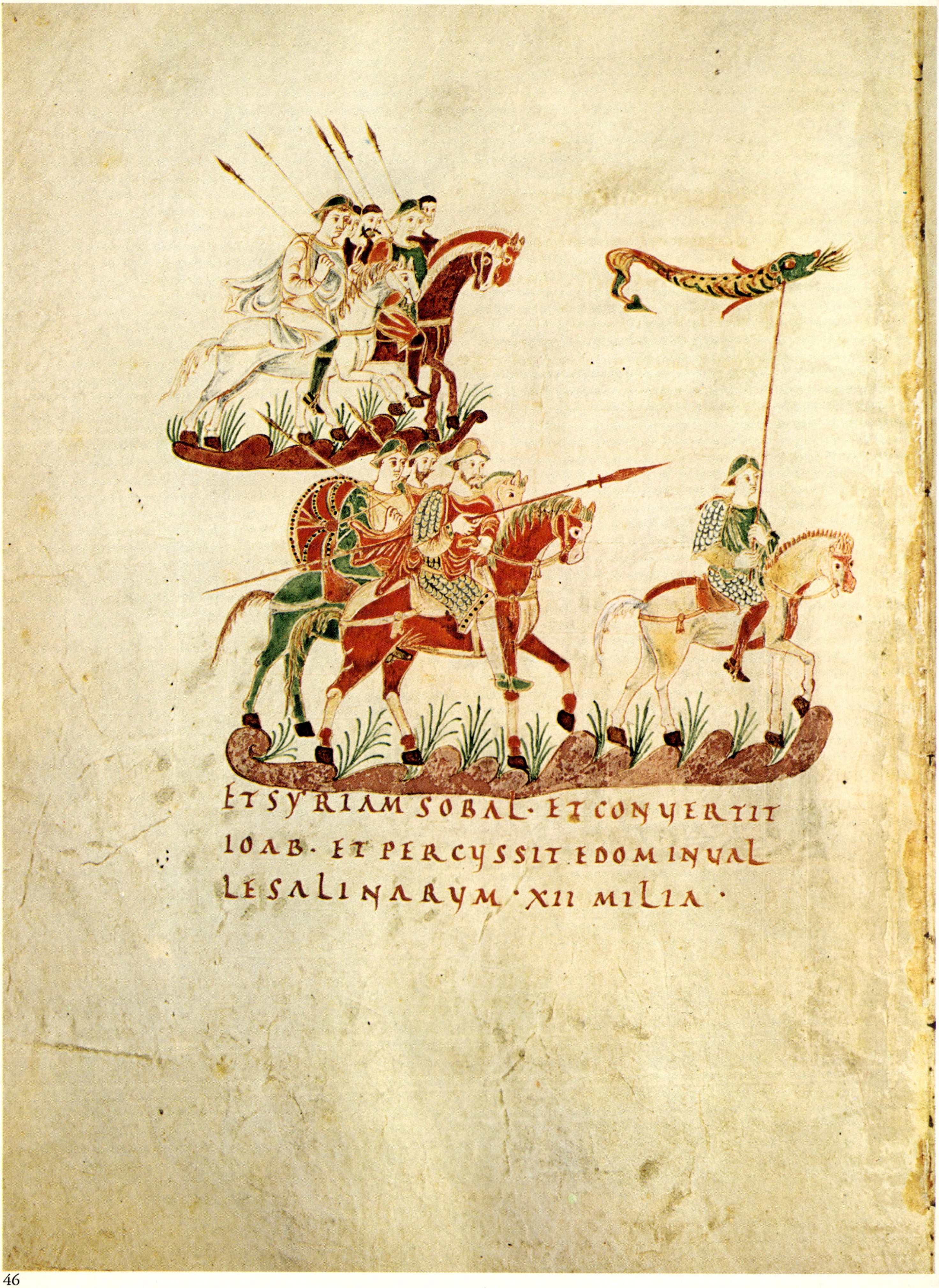
ET SYRIAM SOBAL · ET CONVERTIT
IOAB · ET PERCVSSIT EDOM IN VAL
LE SALINARVM · XII MILIA ·

werden von kräftigen Konturen umschlossen. Die Illusion von Körperhaftigkeit und Raum, mehr als zwei Generationen zuvor von den Meistern des Krönungsevangeliars (Tafel 8, 10) eingeführt, wird dadurch reduziert. Die Darstellungen dieser Seite wurzeln in einer noch weiter zurückliegenden Vergangenheit, ihr Stil jedoch ist zukunftweisend für das Mittelalter. [fol. 50 (lxviiii) v]

44 Titelbild zu den Sprüchen Salomos

Diese Seite – von einer anderen Hand gemalt als die zu Deuteronomium – verbindet ein Thronbildnis Salomos mit Szenen aus seinem Leben. Links oben reitet Salomo auf Davids Maulesel nach Gihon zur Salbung. Er wird von dem »Priester Zadok und dem Propheten Nathan« geführt, und die »Kereter und Peleter« folgen ihm (1. Kön. 1:33, 38). Rechts anschließend wird Salomo von Zadok vor dem »Tabernakel« gesalbt, darunter ist das Volk dargestellt. »Nun stieß man in das Horn...«, heißt es in der Bibel, »...und die Leute spielten auf Flöten und jubelten...« (1. Kön. 1:39-40). In der Bildmitte, innerhalb eines von Arkaden begrenzten Hofes, flankiert von Thronwächtern und Vornehmen, sitzt Salomo auf einem Stufenthron mit Baldachin. Ihm zu Füßen sieht man die beiden Huren; jede von ihnen beansprucht das lebende Kind. Ein Soldat holt aus, um es zu teilen. Das tote Kind liegt am unteren Rand dieser Szene (1. Kön. 3:16-28). Zwei Gruppen bewaffneter Männer schauen zu Salomo empor und zollen seinem Urteil Beifall. Größer als die anderen Figuren, beherrscht Salomo die Seite. Er blickt den Betrachter an. Gekrönt wie ein karolingischer König, sitzt er unter einem Baldachin wie Karl der Kahle im Codex Aureus (Tafel 37). Sein purpurner Mantel jedoch zeigt den goldenen Einsatz, wie er von spätrömischen und byzantinischen Herrschern, nicht aber von karolingischen, getragen wurde. Diese kleine Einzelheit sowie die Ähnlichkeit des Arkadenhofes mit der Darstellung des Theoderich-Palastes auf einem Mosaik in San Apollinare Nuovo in Ravenna (um 500 n. Chr.) legen die Vermutung nahe, daß der Maler sich auf Vorlagen stützte, die stark von den Formeln der spätantiken kaiserlichen Kunst geprägt waren. Sogar die Szene des Rittes nach Gihon erinnert an römische Szenen des ›Adventus Augusti‹, der Zeremonie des festlichen Einzugs des triumphierenden Kaisers.

Die Vorlagen für die Titelbilder zu Deuteronomium und zu den Sprüchen mögen in stilistischer Hinsicht ähnlich gewesen sein. Der Maler der Salomo-Seite scheint die Anspielungen auf räumliche Tiefe beibehalten zu haben, die auf der Deuteronomium-Seite weniger hervortreten. [fol. 188 (clxxxv) v]

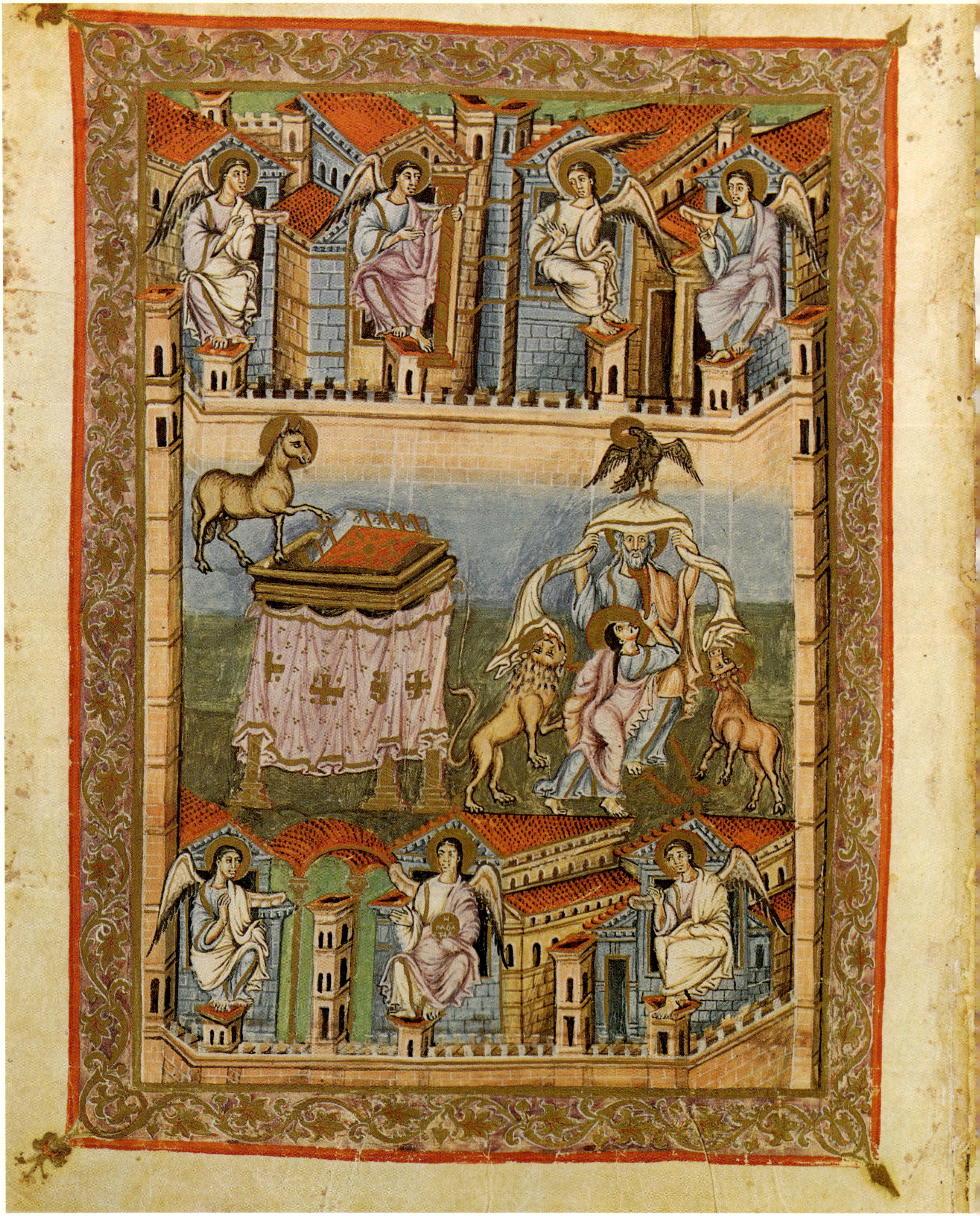

45

45 Titelbild zur Offenbarung

Das Bild lehnt sich an touronische Vorstufen an, die in der Grandval- und der Vivian-Bibel etwas abweichend verarbeitet sind. Es stammt von derselben Hand wie die Miniatur zu den Sprüchen Salomos und stellt die Enthüllung der letzten Wahrheit dar, wie sie im Buch der Offenbarung vorausgesagt ist. Die Verse des Titulus auf der Rectoseite dieses Blattes lauten:

»Das unschuldige Lamm, das für uns das Opfer geworden ist, ist siegreich auferstanden und hat den Schleier des Gesetzes aufgedeckt und, da es würdig war, die sieben Siegel des Buches gelöst. Hier bedeuten die sieben Sterne mit ihrer heiligen Melodie durch das Fundament des rechten Glaubens eine Nachkommenschaft, die für Christus auf ewig selige Kinder hervorbringt.«

Die ›sieben Sterne‹ bedeuten die sieben Gemeinden Asiens (Off. 1:4, 20; 2:1-19; 3:1-22), die hier als sieben Engel wiedergegeben sind. Jeder der sieben Engel sitzt vor seiner Kirche, innerhalb der zweiteiligen Stadtmauer. Im Mittelfeld liegt linker Hand auf einem drapierten Altar das Buch (Off. 6:1), dessen erstes Siegel von dem Lamm gelöst wird. Das Lamm blickt nach rechts zu einem sitzenden Alten, der einen Schleier über seinen Kopf hält, den gleichzeitig ein Adler mit seinen Klauen faßt, indes zwei weitere apokalyptische Tiere, Löwe und Stier, die Enden des Tuches mit ihren Mäulern festhalten. Der ›Mensch‹ vor dem Alten hält ein goldenes Horn.

Diese Darstellung und ihre touronischen Gegenstücke, die die Symbole mit Flügeln zeigen, sind verschiedenartig interpretiert worden. So sahen manche in dem Alten »einen, der war eines Menschen Sohn gleich« (Off. 1:13-14; 4:2-8) und der von den apokalyptischen Tieren zum Klang »einer großen Stimme als einer Posaune« (Off. 1:10; 4:1) enthüllt wird. Andere erklärten ihn als Moses, der das Alte Testament darstellt, das von den Evangelistensymbolen aufgedeckt wird (2. Kor. 3:13-16). Was immer hier zutreffen mag, die Figur des alten Mannes ist letztlich von einer Darstellung des Coelus, des römischen Himmelsgottes, abgeleitet.

Die hier wiedergegebenen Szenen sind Auszüge aus einer Apokalypse-Handschrift, einem der Abkömmlinge eines Urbildes, das, wie neuerdings vorgeschlagen, im 6. Jahrhundert in Rom entstand. Die meisten ikonographischen Unterschiede zwischen den drei karolingischen Titelbildern sind aus dem Vorhandensein eines solchen Zyklus zu erklären. Die ausgedehnte architektonische Szenerie jedoch, nur auf diesem Bild zu finden, verrät die reimsische Abkunft des Künstlers.

[fol. 331 (cccxxviii) v]

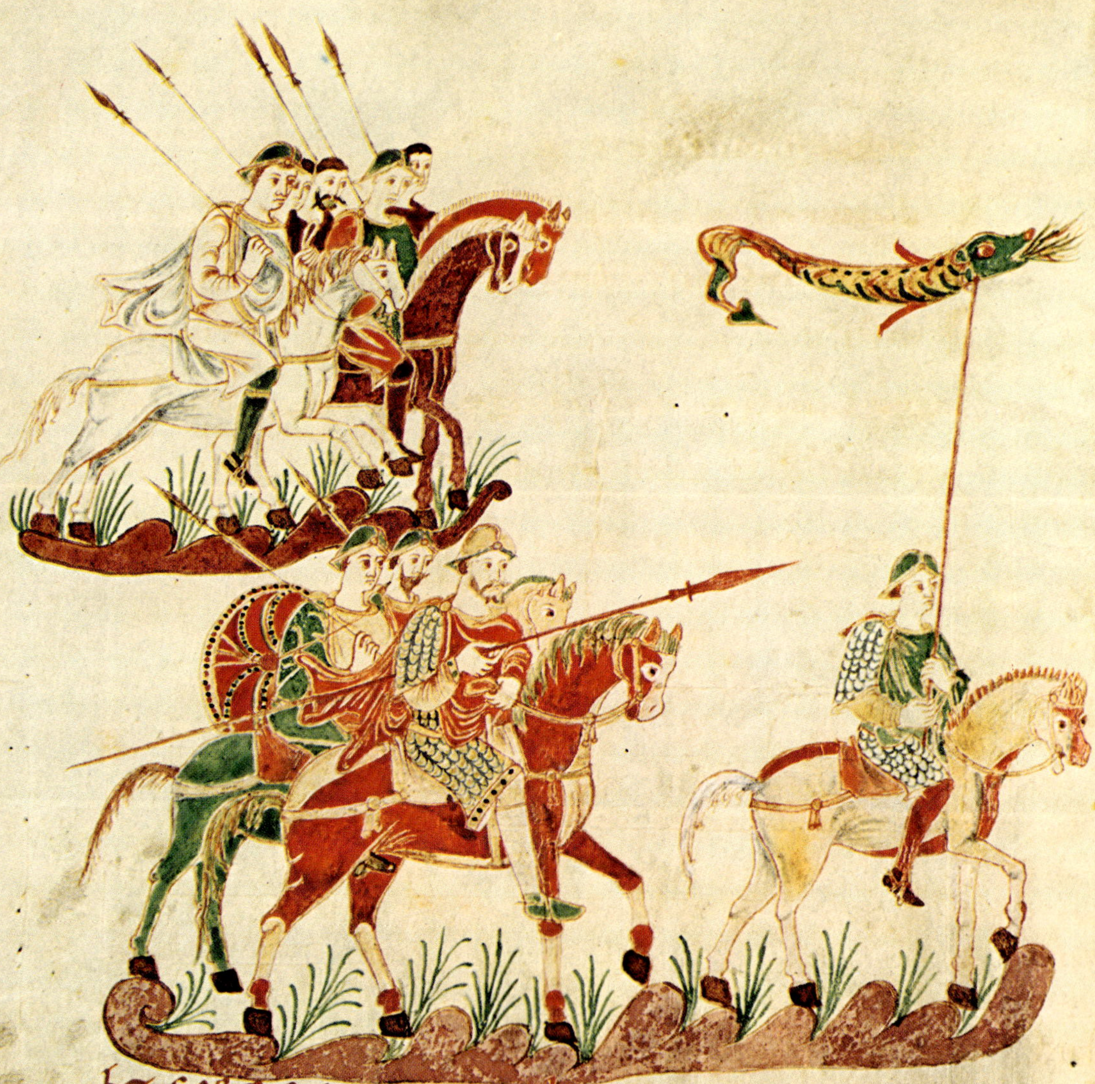

ET SYRIAM SOBAL · ET CONVERTIT
IOAB · ET PERCUSSIT EDOM IN VAL
LE SALINARUM · XII MILIA ·

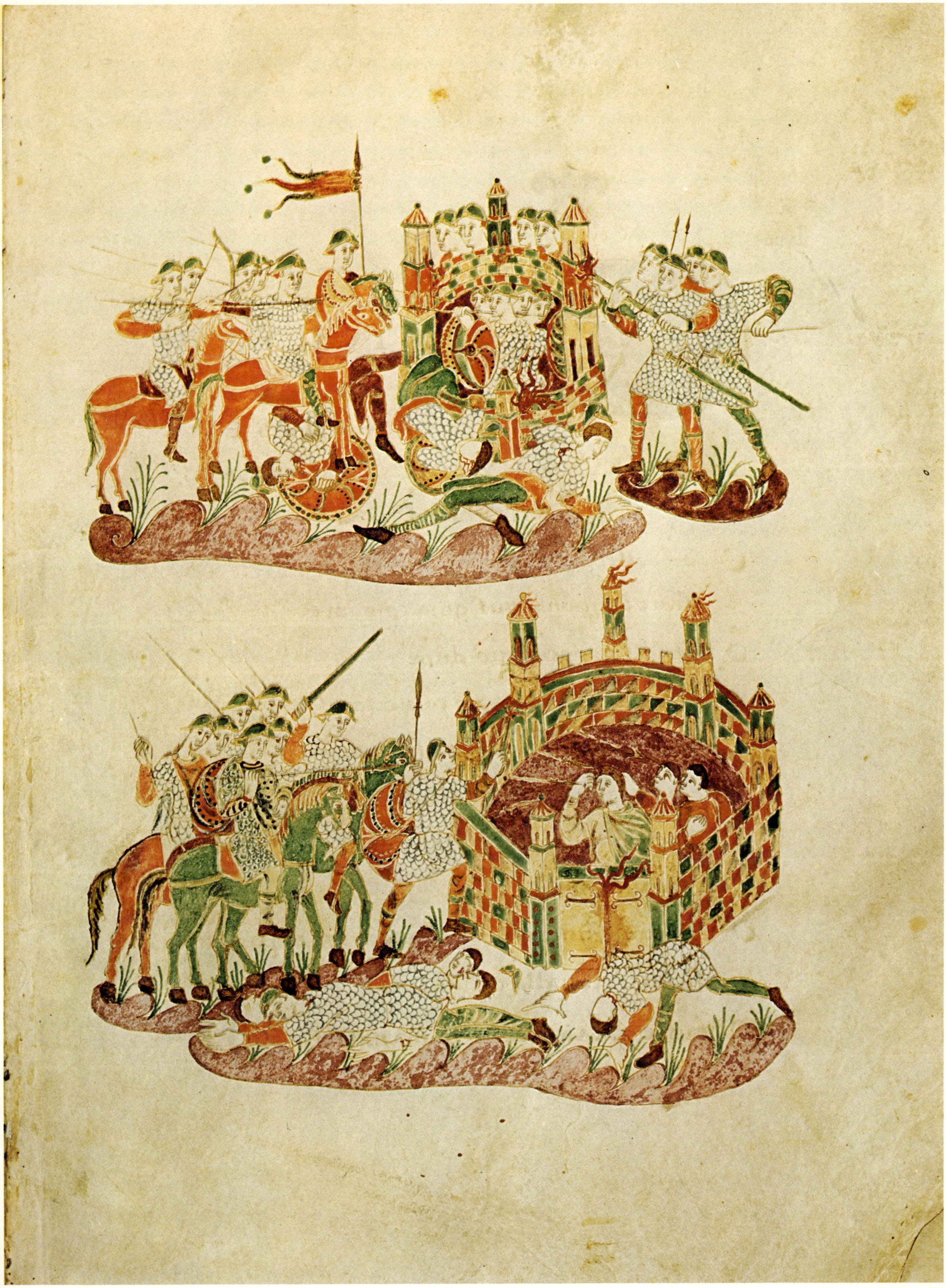

Psalterium Aureum

St. Gallen; 2. Hälfte des 9. Jahrhunderts (vor 883)
St. Gallen, Stiftsbibliothek, Cod. 22
344 Seiten 363 x 265 mm

Der Text ist in goldenen Halbunzialen in einer Kolumne pro Seite geschrieben. Die Ausschmückung der Handschrift besteht aus 34 Initialen von mittlerem bis kleinem Format und verrät eine Vielfalt stilistischer Anregungen. Drei große Initialen zu den Psalmen 1, 41 und 72 bezeichnen die drei ersten Abschnitte der fünfteiligen Gliederung der hebräischen Psalterversion. Die Initialen sind in Gold und Farben ausgeführt, diejenigen zu Psalm 1 und 72 sind gerahmt (S. 17, 171), die dritte zu Psalm 41 (S. 99) besitzt keinen Rahmen. Zwei ganzseitige Miniaturen am Anfang der Handschrift zeigen in architektonischer Umrahmung: David, der die Psalmen verfaßt, umgeben von zwei Musikanten und zwei Tänzern (S. 2), sowie den hl. Hieronymus in segnender Haltung, ein Buch in der anderen Hand (S. 14). Fünfzehn Illustrationen zu den Psalmentituli sind unregelmäßig verteilt und nehmen entweder eine ganze Seite oder häufiger nur eine halbe Seite in Anspruch (S. 39, 59, 63, 64, 66, 75, 122, 132, 136, 139, 140, 141, 147, 150, 160). Nach Psalm 72 treten keine Illustrationen mehr auf.

46-47 Der Feldzug des Joab – Angriff auf eine Stadt und Übergabe einer Stadt

Das Kloster von St. Gallen war bereits seit der Mitte des achten Jahrhunderts ein höchst aktives Zentrum der Buchherstellung gewesen, doch erst unter seinen Äbten Grimwald (841-872) und besonders Hartmut (872-883) gab die Schreibschule illustrierte Prachthandschriften heraus, die einen eigenen Stil aufweisen, obwohl sie Anregungen aus Arbeiten zogen, die in anderen karolingischen Werkstätten geschaffen waren.

Der Goldene Psalter ist die berühmteste dieser Handschriften. Neben Autorenbildern von David und Hieronymus auf Purpurgrund, innerhalb goldfarbener Architekturrahmen, enthält der Psalter erzählende Szenen, die unmittelbar auf das Pergament gezeichnet und dann koloriert sind. Im Gegensatz zu den Zeichnungen des Utrecht-Psalters (Abb. I, II), sind die Darstellungen nicht auf die Psalmentexte, sondern auf die Psalmentituli bezogen, die in Kurzform Ereignisse aus dem Leben Davids erwähnen. Der Titulus zu Psalm 60 berichtet von den Heldentaten Joabs, des Feldherrn Davids, in den Kriegen gegen die Syrer und Edomiter. Es ist die am ausführlichsten illustrierte Psalmenüberschrift; drei ihrer vier Szenen sind hier wiedergegeben: S. 140 zeigt den Vormarsch von Joabs Heerschar, S. 141 oben den Angriff auf eine Stadt, vielleicht Rabba (2. Sam. 11:1) und unten entweder dieselbe oder eine andere Stadt, deren Türme schon in Flammen stehen, im Augenblick vor der Übergabe.

Die kolorierten Zeichnungen hielten sich wahrscheinlich an ältere Vorlagen, doch nutzte der Künstler die Seiten, die die Schreiber für ihn leer gelassen hatten, mit bemerkenswerter Einfallsgabe und Freiheit. Eine gewisse Steifheit, etwa in der Zeichnung der Pferde, wird durch den sicheren Sitz der Reiter und die Verschiedenheit ihrer Gesten wettgemacht, ebenso durch die kühne und suggestive Verteilung der anrückenden oder angreifenden Reiter- und Soldatengruppen auf der Seite. Es gibt keine anderen karolingischen Miniaturen, die biblische Ereignisse so wiedergeben, als seien es Darstellungen aus dem zeitgenössischen Kriegswesen. Das Kettenhemd der Soldaten ist karolingisch, und die Reiterfahne, die der Anführer auf Seite 140 hochhält, erinnert an die Beschreibung, die ein Chronist von dem Drachenbanner gab, das sächsische Krieger in die Schlacht vorantrugen. [S. 140–141]

Bibel Karls des Kahlen Sogenannte Zweite Bibel Karls des Kahlen

Saint-Amand; zwischen 871 und 873
Paris, Bibliothèque Nationale, Lat. 2
444 Blatt 430 x 335 mm

Dem Widmungsgedicht nach wurde die Handschrift für Karl den Kahlen geschrieben. Eine Bemerkung weist auf einen Gnadenakt Karls einem ›grausamen Tyrannen‹ gegenüber hin: Damit ist sein rebellischer Sohn Karlmann gemeint, der von 867 bis 871 Abt von Saint-Amand war. Diese Bemerkung erlaubt, die Handschrift nach 871 und vor 873 anzusetzen, da 873 neue Zerwürfnisse dazu führten, daß der König seinen Sohn blenden ließ.
Die Handschrift zeigt keinerlei figürliche Darstellung, doch ist sie reich illuminiert: Zwei gerahmte Initialseiten stehen am Beginn der Genesis (fol. 10v, 11r), ferner findet man sechs Seiten mit Kanontafeln (fol. 351v-354r) sowie 74 großformatige Initialen, in Gold und Farben ausgeführt, am Beginn der biblischen Bücher.
Karl vermachte die Bibel der Abtei von Saint-Denis. Dort blieb sie, bis sie 1595 in die Bibliothek des Königs überging.

48 Initiale zur Genesis

Diese Bibel wurde in Saint-Amand, einem von Karl dem Kahlen bevorzugten Kloster, angefertigt. Sie nimmt unter den Handschriften, die für den König geschaffen wurden, einen ganz besonderen Platz ein, da sie nur mit Initialen ausgemalt ist. Diese sind völlig verschieden von den etwa zur selben Zeit entstandenen Initialen des Metzer Sakramentar-Fragments, des Codex Aureus aus St. Emmeram und der Bibel von St. Paul (Tafel 34, 36, 42). Obwohl Fülle und Reichtum des Dekorativen sein Geschmack waren, hatte Karl offensichtlich auch einen Blick für die erlesene Qualität dieses Meisterwerkes, die letzte und bedeutendste Leistung der langen und fruchtbaren Bemühungen frankosächsischer Schreiber, insulare Motive in rhythmisch ausgewogene Kompositionen einzubauen.
Die gerahmte In-Principio-Seite besticht vor allen Dingen durch ihren klaren Aufbau und ihre nüchterne Eleganz. Von weiten Zwischenräumen umgeben und hervorragend proportioniert, besteht jede Schmuckinitiale und jeder Großbuchstabe für sich allein, doch im Gleichgewicht mit den anderen Einzelheiten und dem Ganzen. Im Gegensatz zu der älteren Initialseite aus dem frankosächsischen Psalter König Ludwigs (Tafel 17) spielt der Rahmen eine wesentliche Rolle, indem er das umschlossene Muster an seiner vertikalen und horizontalen Festigkeit teilhaben läßt. Die Initialen jedoch, so folgsam sie sich dieser Ordnung fügen, bewahren ihr Eigenleben: Der belebte Schweif des I biegt sich nach außen, und die geraden Schäfte des N sind durch eine schlangenartige Kurve miteinander verbunden. Selbst die strengen Großbuchstaben weichen der Ordnung etwas aus; sie sind nicht genau unter der Initiale N angeordnet, sondern leicht nach links versetzt, um nach rechts etwas offenen Raum zu lassen, als wollten sie auf die Fortsetzung des Textes auf der nächsten Seite anspielen.
Dieses Empfindungsvermögen für die Wirkung einer harmonischen Wechsel-

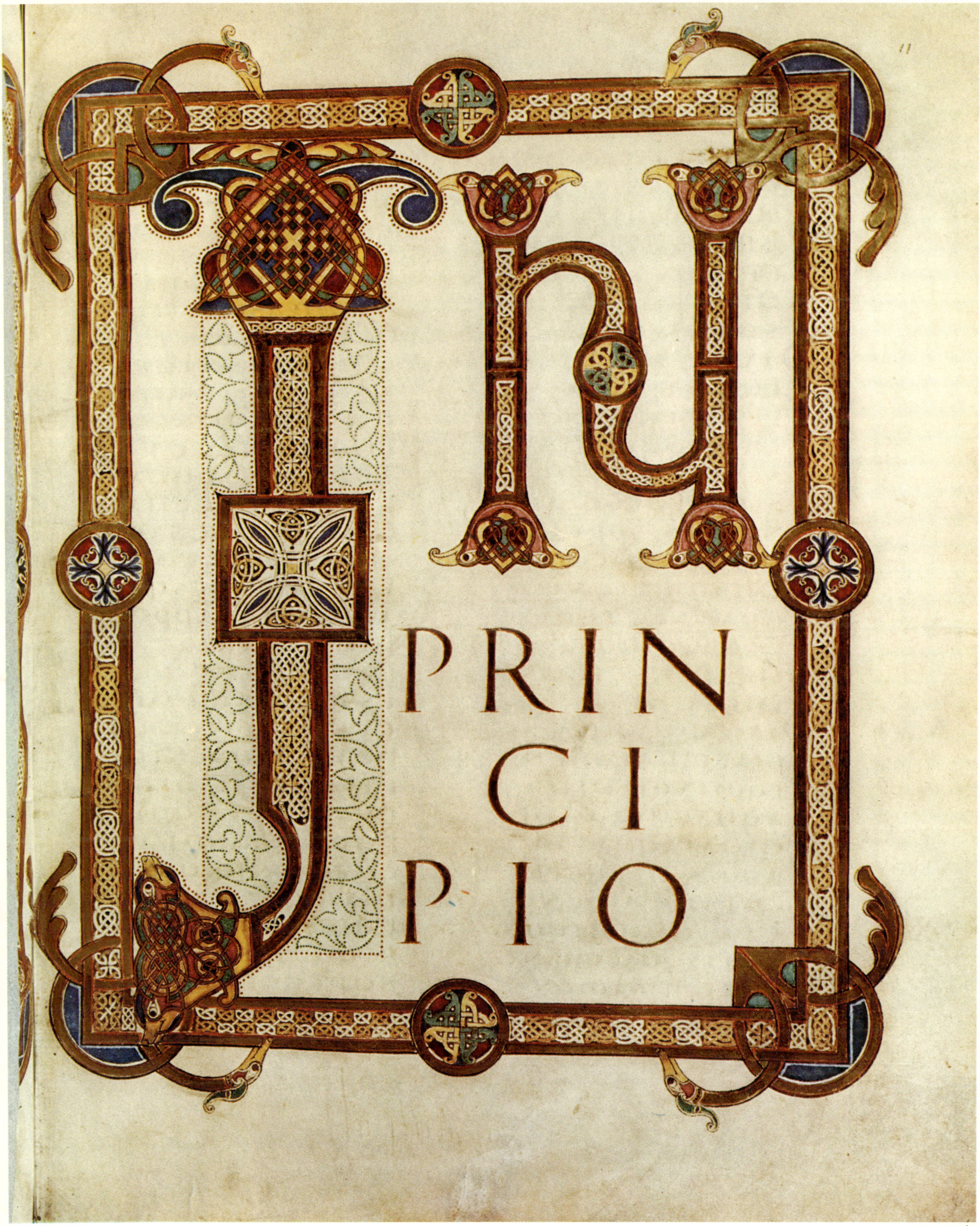
PRIN
CI
PIO

beziehung zwischen festen und beweglichen Formen bestimmt alle Einzelteile, die mit außerordentlicher Genauigkeit gezeichnet, vergoldet und koloriert sind. Betrachtet man die weißen und gelben Flechtwerkbänder genau, die zwischen den goldenen Randleisten des Rahmens ausgelegt sind, so stellt man fest, daß die gleichen Muster einander nicht vertikal oder horizontal, sondern diagonal gegenüberstehen und damit das Auge zwingen, die Seite mehrfach zu kreuzen. Die Muster in den Rahmenmedaillons wiederum entsprechen einander axial. Jede Ornamentform hat je nach ihrem eigenen Bewegungscharakter und ihrer Farbe an diesem Spiel teil. Die Bekrönung der Initiale I zum Beispiel zeigt im Inneren ein übereck gestelltes, mehrfarbig koloriertes Schachbrettmuster, aus dem kurvige Formen und Voluten ausschwingen, um das horizontale Gleichgewicht wiederherzustellen. Am Schweif der Initiale verknüpfen biegsamere, ganz durchlaufende Flechtwerkbänder zwei Tierköpfe zu einem symmetrischen Gebilde, das die gekurvten Außenkanten des Buchstabens in die Vertikale überführt. Selbst das Punktornament längs der großen Initiale dient der Erhaltung des Gleichgewichts. Wie die Köpfe der Vierfüßler und Vögel sind auch die rotgepunkteten Linien, die den Umriß des Buchstabens begleiten, der insularen Buchmalerei entlehnt. Die Seite wird als harmonisches Ganzes aufgefaßt. Trotz der Verwendung eines Formenschatzes von insularer Herkunft ist hier ein Werk geschaffen worden, dessen hervorragende Klarheit und Ordnung klassischer genannt werden dürfen als der Aufbau irgendeiner anderen für Karl den Kahlen gemalten Initialseite. [fol. 11 r]